基礎から学ぶ
歯の解剖

編 前田健康　著 酒井英一

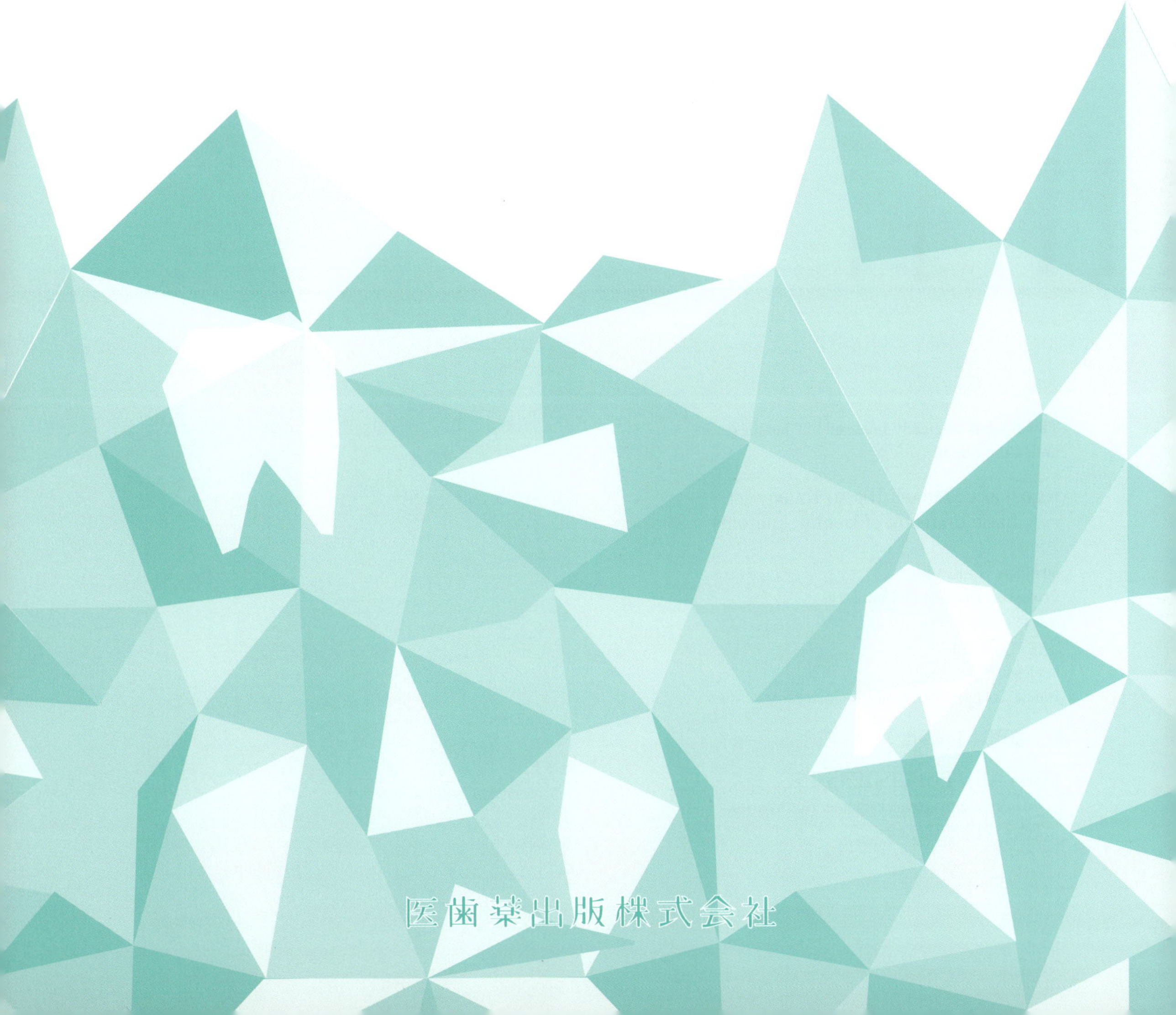

医歯薬出版株式会社

This book is originally published in Japanese
under the title of :

Kiso-kara Manabu Ha-no Kaibō
—A basic textbook of Dental Anatomy

Maeda, Takeyasu
Professor, Division of Dentistry,
Niigata University.
Sakai, Eiichi
Professor,
Junior College, Aichi Gakuin University

© 2015 1 st ed.

ISHIYAKU PUBLISHERS, INC.
   7-10, Honkomagome 1 chome, Bunkyo-ku,
   Tokyo 113-8612, Japan

はじめに

　歯科医学を修めようとする者は，全身のマクロ解剖学，ミクロ解剖学を学んだ後，歯学医学教育固有の解剖学，すなわち口腔解剖学，口腔組織・発生学を学ばなければなりません．口腔解剖学のなかには歯の形態を学ぶ「歯の解剖学」があります．魚類や爬虫類の歯はすべて同じ形をしていますが，我々ヒトの歯はすべて異なっています．この異なる形は長い進化の過程で食性や機能に応じた変化の産物で，その形にはそれぞれ意味があります．この歯の形を扱う学問が「歯の解剖学」で，必ず学習しなければならない基礎歯科医学の一学問領域です．歯科医療の目的は，口の機能と形態の回復・維持していくことですから，機能と密接な関係がある歯の基本的な形態を学ぶことの重要性は容易に理解できると思います．

　本書『基礎から学ぶ 歯の解剖学』は故酒井琢郎氏（愛知学院大学歯学部名誉教授）が『歯科衛生士教本　口腔解剖』中に執筆され，各分野から高い評価を得てきた「歯の解剖学」の改訂新版です．この原著が出版されて早くも30年が経過し，その間，歯科医療従事者の教育を取り巻く環境は大きく変わりました．歯学教育ではモデル・コアカリキュラムの制定全国共用試験の実施，歯科衛生士教育では2年制から3年制へと教育期間が延長されるとともに，4年制課程を設置する大学が出現し，歯科衛生士教育の高度化が図られています．また，歯科技工士国家試験の全国統一化も目前です．このような歯科医学教育の高度化，質の保証に向けた取り組みが行われているなかにおいて，歯の解剖学教育の重要性は少しも変化していません．

　旧版はその内容の正確さ，理解しやすさから歯科衛生士教育のみならず，さまざまな学生諸君に愛されてきました．また，歯科衛生学教育コア・カリキュラムの制定，さらには歯科衛生士教育の高度化のため最新歯科衛生士教本シリーズの改訂が進むなか，改訂版を望む声も少なくありませんでしたが，原著者である酒井琢朗氏のご逝去のため，長年改訂されないままでした．名著の誉れ高い原著に筆を入れることは，改訂する立場の我々にとって非常に勇気を必要とする一大事業でしたが，さまざまな先生からのご協力を得てここに上梓できましたことは望外の喜びであります．

　本書の改訂にあたり，我々が最も注意を払ったことは，原著者の教育精神を堅持し，かつ歯科医療従事者になるために現在必要不可欠な事項を網羅することでした．原著中には理解しにくい表現等がありましたが，初めて歯の解剖学を学ぶ人達が理解できるよう，不必要と思われる部分は大胆に削除するとともに，理解しやすい文章に修正しました．本書が広く用いられることを望み，我々改訂者は基本的な事項をさらに理解できるよう一部高度な内容も加筆しました．このような発展的な内容は文字を小さくし，発展的な内容とわかるように本文中で配慮しました．各教育機関の教育ポリシーにより，教授内容を種々選択していただければ幸いかと思います．また，酒井琢郎氏の逝去から時間が経過しており，原著の原稿，原図，写真類は散逸していたので，模式図類は原図を参考に再度書き下ろすとともに，新たな写真も収載いたしました．しかしながら，原著の貴重な写真で差し替えが不可能なものについては，そのまま再掲してあります．さらには，歯の形態に興味をもってもらうために，いくつかのコラムを新たに書き下ろしました．

本書が学生諸君の理解を助けるばかりでなく，本書で歯の解剖学を学ぶ人達がこの分野に大きな関心，興味をもっていただければ幸いです．また，教育にあたっておられる先生方のご意見，ご批評をいただければ幸甚です．また，本書の出版にあたり，貴重な写真を提供していただいた脇田　稔氏（北海道大学名誉教授），大里重雄氏（元日本歯科大学教授），早﨑治明氏（新潟大学教授），田代寛一郎氏（元東京医科歯科大学技官），そして，短期間で改訂作業を進めていただきました医歯薬出版歯科書籍編集部の皆様に感謝の意を表します．

　2015年1月

　　　　　　　　　　　　　　　　　　　　　　　　　　　　　　　　　　　前田　健康
　　　　　　　　　　　　　　　　　　　　　　　　　　　　　　　　　　　酒井　英一

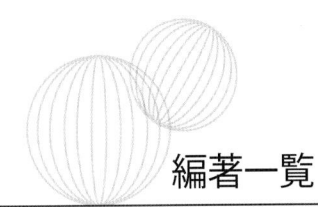

編著一覧

編　前田　健康　（新潟大学大学院医歯学総合研究科高度口腔機能教育研究センター教授）

著　酒井　英一　（元愛知学院大学短期大学部歯科衛生学科教授）

基礎から学ぶ 歯の解剖 もくじ

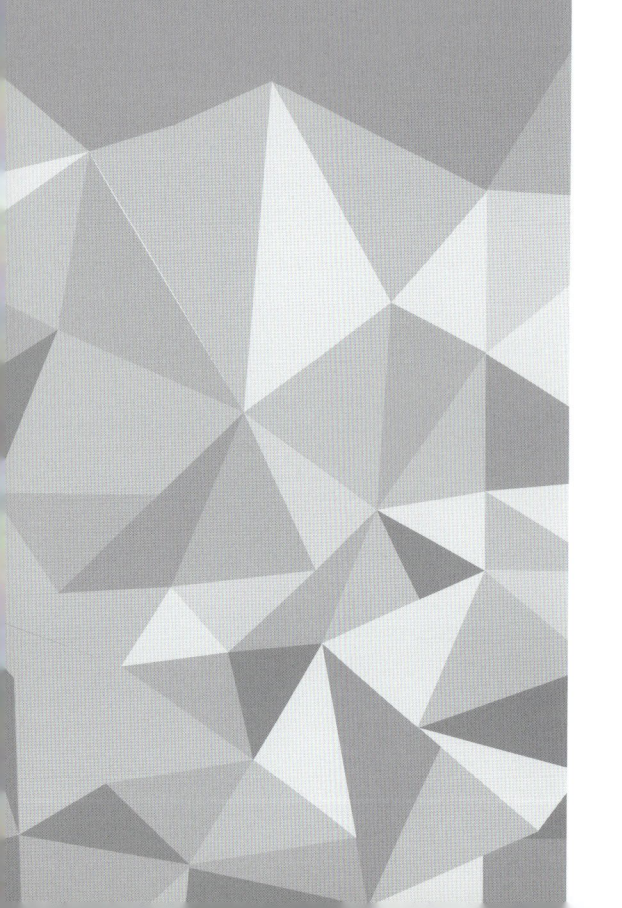

1章 総論

- Ⅰ 歯とは……………………………… 1
  - 1. 歯の定義………………………… 1
  - 2. 歯の生物学的特性……………… 2
- Ⅱ 歯の種類と記号…………………… 4
  - 1. 歯の種類と名称………………… 4
  - 2. 歯の記号………………………… 6
- Ⅲ 歯の数と歯式……………………… 8
- Ⅳ 方向用語…………………………… 9
- Ⅴ 歯の形態……………………………10
  - 1. 歯の外形………………………… 10
  - 2. 歯冠の形態……………………… 12
  - 3. 歯冠表面の浮彫像……………… 14
  - 4. 歯根の形態……………………… 15
  - 5. 歯頸線…………………………… 16
  - 6. 歯髄腔の形態…………………… 16
- Ⅵ 歯の鑑別のながれ…………………19
  - 1. 歯種の鑑別……………………… 19
  - 2. 上下の鑑別……………………… 19
  - 3. 順位の鑑別……………………… 19
  - 4. 左右の鑑別……………………… 19
- Ⅶ 歯と歯周組織の組織構造…………20
  - 1. 歯の組織構造…………………… 20
  - 2. 歯周組織の組織構造…………… 20
  - 3. 歯の固定………………………… 21
- Ⅷ 歯の機能……………………………22

2章 永久歯

- Ⅰ 切歯…………………………………28
  - 1. 歯冠……………………………… 28
  - 2. 歯根……………………………… 31
  - 3. 歯髄腔…………………………… 32
- Ⅱ 各切歯の特徴………………………32
  - 1. 上顎中切歯（第一切歯）……… 32
  - 2. 上顎側切歯（第二切歯）……… 35
  - 3. 下顎中切歯（第一切歯）……… 38
  - 4. 下顎側切歯（第二切歯）……… 40
- Ⅲ 犬歯…………………………………40
  - 1. 歯冠……………………………… 41
  - 2. 歯根……………………………… 44
  - 3. 歯髄腔…………………………… 45

Ⅳ	各犬歯の特徴……………………45
	1. 上顎犬歯……………………… 45
	2. 下顎犬歯……………………… 46
Ⅴ	小臼歯……………………………47
	1. 歯　冠……………………… 47
	2. 歯頸線……………………… 50
	3. 歯　根……………………… 50
	4. 歯髄腔……………………… 51
Ⅵ	各小臼歯の特徴………………51
	1. 上顎第一小臼歯……………… 51
	2. 上顎第二小臼歯……………… 54
	3. 下顎第一小臼歯……………… 55
	4. 下顎第二小臼歯……………… 59
Ⅶ	大臼歯……………………………61
	1. 上顎大臼歯…………………… 61
	2. 上顎各大臼歯の形態の比較… 68
	3. 下顎大臼歯…………………… 72
	4. 下顎各大臼歯の形態の比較… 78
Ⅷ	永久歯の大きさ……………………83

3章　乳　歯

Ⅰ	乳歯の形態的特徴………………84
	1. 大きさ……………………… 84
	2. 歯冠の色…………………… 85
	3. 歯冠歯頸部………………… 85
	4. 咬合面……………………… 86
	5. 歯冠・歯根移行部………… 86
	6. 歯　根……………………… 86
	7. 歯髄腔……………………… 87
	8. エナメル質および象牙質の厚さ 87
Ⅱ	乳切歯……………………………88
	1. 上顎乳中切歯（第一乳切歯）… 88
	2. 上顎乳側切歯（第二乳切歯）… 88
	3. 下顎乳中切歯（第一乳切歯）… 88
	4. 下顎乳側切歯（第二乳切歯）… 89
Ⅲ	乳犬歯……………………………89
	1. 上顎乳犬歯………………… 89
	2. 下顎乳犬歯………………… 90
Ⅳ	乳臼歯……………………………90
	1. 上顎第一乳臼歯……………… 90
	2. 上顎第二乳臼歯……………… 93
	3. 下顎第一乳臼歯……………… 93
	4. 下顎第二乳臼歯……………… 96
Ⅴ	乳歯の大きさ……………………97

4章　歯の配列と咬合

Ⅰ	歯の配列…………………………99
Ⅱ	歯の植立（歯軸の傾斜）……102
Ⅲ	咬　合…………………………104
	1. 鉗子状咬合………………104
	2. 鋏状咬合…………………104
	3. 屋（根）状咬合……………105
	4. 後退咬合…………………105
	5. 離開咬合…………………106

5章　歯の異常

Ⅰ	歯数の異常……………………107
	1. 歯数過剰…………………107
	2. 歯数不足…………………108
	3. 乳歯の晩期残存…………110
Ⅱ	形態の異常……………………111
	1. 中心結節（中央結節）…111
	2. カラベリー結節…………111
	3. プロトスタイリッド……111
	4. 臼傍結節…………………112
	5. 臼後結節…………………112
	6. 融合歯……………………113
	7. その他の特色ある歯の形態……113

Column

爬虫類から哺乳類へ～なぜ生歯は減少したのか？～　5
肉食系？　それとも草食系？　～歯と食性～　24
オスの歯，メスの歯　26
親知らずと智歯　82
歯の進化にまつわる咬頭の名づけ方　98
歯列のすきま～霊長空隙と発育空隙～　102
Angle の不正咬合の分類　106
歯の将来～歯がなくなる日が来る？～　109
人類学からみた日本人の歯　115

1章 総論

Ⅰ 歯とは

1．歯の定義

歯は鳥類を除く脊椎動物のほとんどの種に存在するが，その分布，数，形態，構造などが動物の種により著しく異なる．したがって，脊椎動物全体を通じて，歯とはなにかを定義することは難しい．しかし，通常，次の特徴をもった器官を歯とすることができる．

1）歯の成分

歯は脊椎動物になってはじめて出現する**硬組織**を主成分とする器官であり，内部に歯髄を入れる空洞を囲む象牙質からできている．

無脊椎動物にも歯舌（軟体動物），小歯（多毛類），アリストテレスの提灯（ウニ類）など歯に似た器官（類歯器）がある．しかし，それらはいずれも表皮が変化したもので象牙質をもっていない．象牙質をもっている歯を**真歯**（true tooth），もっていない歯を偽歯（false tooth，図 1-1）という．象牙質はしばしばエナメル質に覆われ，さらに哺乳類の歯の構成には歯根の表面を覆うセメント質が加わる．脊椎動物の歯のなかには，エナメル質やセメント質を欠くものも珍しくないが，象牙質と歯髄を欠く歯はない．

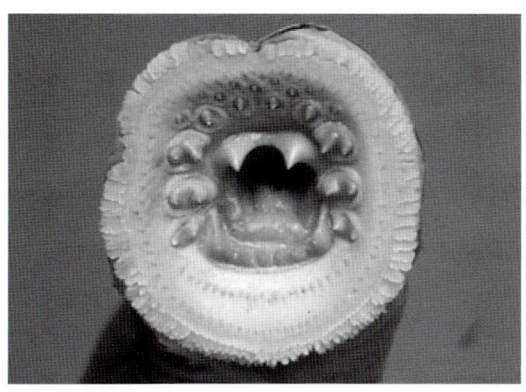

図 1-1　偽歯の例：ヤツメウナギの角質歯

2）歯の植立

　脊椎動物の歯は，本来は口腔，ときに咽頭（咽頭歯），食道（食道歯）などに広く分布していたが，進化とともにしだいに存在する場所が限られ，哺乳類では上顎骨と下顎骨だけに植立する．

3）歯の働き

　歯の主な働きは**食物の摂取**である．脊椎動物の歯は，獲物を捕えて逃がさない爬虫類以下の**捕食器**から，獲物を捕らえ，かみ切り，かみ砕き，すりつぶす働きをもつ哺乳類の**咀嚼器**へと進化する．

2. 歯の生物学的特性

　歯はほかの器官に比べて，多くの特異な生物学的性質をもっている．

1）歯の硬度

　歯は動物の諸器官のうちで最も硬い．歯冠を覆うヒトのエナメル質の硬さはモース硬度計では 6〜7 度で，正長石か水晶の硬さに相当する．これは無機質の含有量が非常に多いからで，その量はエナメル質全体の約 96％を占める．このように歯が硬いのは咀嚼機能を十分に果たすための適応である．

　歯は硬くて丈夫であるから，物理的外力に抵抗し，長期間地中に埋没されて風化作用を受けても，化石として残る可能性がほかの器官に比べてきわめて大きい．それだけではなく，エナメル質は，古生物が生きていたときそのままの組織構造を保持していることが多い．歯が人類学や古生物学の研究に重要視される理由である．

　1921 年，古生物学者 Zdansky は，北京郊外の周口店にある洞窟から人類のものらしい 2 本の臼歯を発見した．これは 1926 年 10 月に Zdansky の共同研究者である Anderson によって報告され，それがきっかけとなって洞窟の本格的な発掘が始まった．1927 年 10 月に下顎左側第一大臼歯がスウェーデンの古生物学者 Bohlin によって最初に発見された．この歯を研究した Black は同年 11 月に Nature 誌に論文を発表し，この 1 本の歯にシナントロープス・ペキネンシス（*Sinanthropus pekinensis*, 北京原人）という学名を与えた．その後，この洞窟から多くの化石標本が発掘されたが，その 80％以上が歯と下顎骨である．このことは，歯が人類学上いかに重要であるかを物語っている．

2）歯の形

　歯冠の形態は，歯の発生が完了し形態ができあがると，二次的に摩耗，咬耗，齲蝕，外傷などによって破壊されないかぎり変化しない．歯冠を覆うエナメル質のほとんどは無機質でつくられ，しかも血管が分布しないので，外界の刺激に対して反応することがほとんどなく，新生もしなければ成長もしない．

3）歯と食性

　哺乳類の歯，とくに臼歯の形態は，動物の**食性**を反映して種に固有であり，形態学的に強い個性をもつ．歯の形態が動物の食性によく適応していることは，おそら

く人間が気づいた適応の最も古い例の1つであろう．歯が動物分類学のうえで最も価値の高い器官の1つであるのはこのためである．

　藤田によれば，哺乳類の分類で目以下属までの動物学名数367のうち39は，歯によって名づけられた動物である．魚類でも252の学名のうち18は歯によって名づけられている．また，哺乳類化石の種段階の分類のほとんどは，歯の形態に基づいてなされている．歯が脊椎動物の分類にいかに広くかかわっているかを示している．

4）歯の進化
　歯は動物の進化に伴って形態や構造を変えるが，その速度はほかの器官に比べてゆるやかで，しかも規則的である．とくに多くの霊長類の歯の形態は非常に安定しているので，系統関係を知るうえで重要である．

5）歯の発育
　歯の発育は顎骨の内部で行われ，萌出前にほぼ完了するため，発生過程中に外界からの影響をほとんど受けない．したがって，歯は遺伝子の影響を強く受け，環境に対して独立性を保っている．このため，同胞間の歯の大きさや形態の類似度は，他人との組合せより明らかに大きく，さらに一卵性双生児の類似度は二卵性双生児より大きい．

6）歯の完成時期
　歯，とくに歯冠は非常に早い時期に完成する．
　ヒト乳歯のエナメル質は胎生4カ月頃から石灰化を開始し，生後1カ月半〜11カ月くらいの間に完成する．永久歯においても，第三大臼歯を除くと，出生直後から石灰化を開始し，3〜8歳くらいの間に完成される．したがって，健全なエナメル質をつくるためには，石灰化が開始される胎生4カ月頃から完成される8歳くらいまでの間に必要な栄養を摂らなければならない．

7）歯の交換
　歯には交換という，ほかの器官にはみられない特異な現象がある．

　大部分の哺乳類では乳歯が脱落したあとに代生歯が萌出する．この現象は，歯の大きさや形態は一度完成すると変化しないこと，歯の発生が早い時期に完了することと関連している．すなわち，歯の完成，萌出は，顎骨の成長よりきわめて早い時期に終了し，その後歯は成長しない．一方，歯を植立する顎骨は歯の萌出後も成長し大きくなるので，成長に伴い顎骨と歯の間に大きさの不調和が生じる．大きさを増し続ける顎骨が，成長しない歯と大きさの調和を保つには，小さな乳歯が脱落し，大きい代生歯と順次交換する必要がある．さらに，それ以後も顎骨は青年期まで成長するので，乳歯の後ろに加生歯が加わる．このように，歯の交換は顎骨の成長と関連した，広い意味で成長過程の一部である．

歯には，以上に述べた生物学的特性があるため，歯学の領域だけでなく，古生物学，進化学，人類学，遺伝学，動物学など多くの分野で重要視されている．

Ⅱ 歯の種類と記号

1．歯の種類と名称

1）生歯による分類

顎骨の内部で形成されつつある歯は，歯冠が完成し歯根が形成されると，徐々に口腔に向かって移動し，やがて口腔粘膜を破って口腔に出現する．歯が生えることを**生歯**という．同一部位における生歯の回数は動物種によって異なり，爬虫類以下の脊椎動物では数回から十数回，多い場合には50回以上にも及ぶ．たとえば魚類では，歯は顎骨内に連続的につくられ，次の世代だけでなく数世代先まで歯が用意され，次々と交換する．これを**多生歯性**（polyphyodont）という．歯の交換を絶えず繰り返し，しかも交換の時期や順序が一定しない多生歯性の動物では，上顎歯と下顎歯を緊密にかみ合わせることはできない．

哺乳類では生歯の回数は2回あるいは1回に減少し，**二生歯性**（diphyodont）あるいは**一生歯性**（monophyodont）に変わる．ヒトにおいては，一部の歯は一生歯性であるが，ほかの多くの歯は二生歯性である．二生歯性では，はじめに生える歯を**乳歯**（milk tooth），乳歯に代わって生える歯を**代生歯**＊という．乳歯は同数の代生歯と交換して脱落するので**脱落歯**（deciduous tooth）ともいう．乳歯は最初に生える歯であるので第一生歯の歯であり，代生歯は2番目に生える歯であるので第二生歯である．さらに，乳歯の後ろに上下顎左右側にそれぞれ3本の歯（大臼歯）が生える．この歯を乳歯の後ろに付け加わるという意味で**加生歯**という．代生歯と加生歯は脱落しないので，あわせて**永久歯**（permanent tooth）という．ヒトの加生歯である大臼歯は，本来乳歯と同じ第一生歯であるが，交換する代生歯がないので永久歯化したと考えられる．ヒトの歯を生歯によって分類すると**図1-2**のようになる．

＊ 代生歯，加生歯に対応する英語はありません．

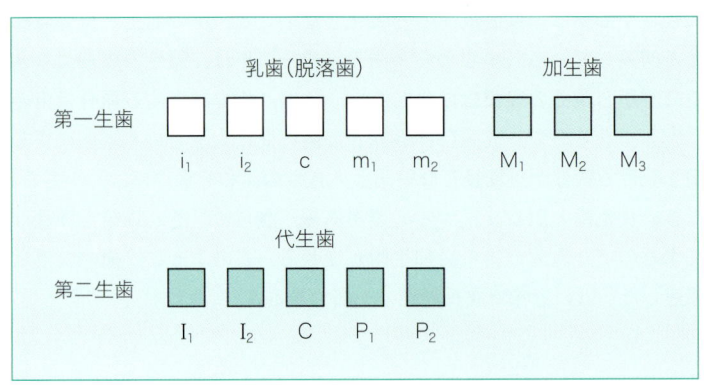

図1-2 生歯によるヒトの歯の分類

Column 爬虫類から哺乳類へ～なぜ生歯は減少したのか？～

　爬虫類以下の脊椎動物は多生歯性ですが，哺乳類は一生歯性ないし二生歯性です．この変化の要因として，生態的条件の違いと捕食器官から咀嚼器官への進化が考えられています．

　生態的条件とは，幼い時期の食餌様式の違いです．爬虫類以下の動物の子は，孵化直後に親から独立し，自力で餌を捕らえなければなりません．そのため，幼いときから歯を備えている必要があります．体は年齢とともにしだいに大きくなり顎も成長しますが，歯の大きさは変化しないので，小さな歯は大きくなった顎に合わなくなってきます．そこで，動物は顎の成長とともに，小さな歯からより大きな歯へと次々に交換を繰り返す必要がでてきます．このような変化により，成長を続ける体の大きさに相応する大きさの餌を捕らえることができます．

　それに対して哺乳類の子は，まずおっぱいを飲んで育つため，初めは，歯を必要としません．したがって，顎がかなり大きくなるまで歯の萌出時期を延ばすことができます．また，脳重量は 5 歳ころには成人の約 50% に達し，12 ～ 14 歳でほぼ平衡状態となりますが，顎の成長は脳の成長と関連しているので，体のほかの部分に比べて速いことがわかります．このように顎もこの時期にある程度一定の大きさとなり，また歯は 7 ～ 11 歳の間に交換します．

　さらに，哺乳類の体の成長は，爬虫類以下の動物とは異なり，性成熟期に達すると停止します．このため，歯と顎の大きさの間に生じる不調和は，爬虫類以下の動物に比べて小さいものの，不調和がまったくないわけではないので，これを補正するために小さな乳歯が脱落し，大きな代生歯との交換，さらに加生歯が加わることになります．このような生態的条件のもとで，爬虫類の多生歯性は，哺乳類の一生歯性ないし二生歯性へ変化したと考えられています．

　一生歯性，二生歯性の獲得を捕食器官から咀嚼器官への進化の一環としてとらえることもできます．ほとんどの爬虫類以下の動物では，顎を閉じると，下顎の単錐歯は上顎の単錐歯の内側に位置し，上下顎の歯はほとんどかみ合いません．したがって，爬虫類以下の動物の歯は獲物を突き刺し，獲物が逃げないように保持する働きしかありません．サメやワニが獲物にかみつくと，頭や体を激しく回転させて獲物を食いちぎる様子はテレビや映画でよく見かけます．これはサメがかみ切ることができないことによります．

　絶えず歯の交換を繰り返し，しかも交換の時期，順序が不定で，環境の条件などによってもめまぐるしく生歯が変わる多生歯性の動物では，上顎と下顎の間に咬合関係をつくることが容易ではないことは想像できるでしょう．

　緊密な咬合関係をつくり，効率的な咀嚼を行うためには，歯の交換は少ないほうが簡便かつ有利です．とすれば，一生歯性が最も理想的ですが，それでは歯の大きさと顎骨の大きさの間に不調和が生じるので，これを修正するために，多くの哺乳類の歯は二生歯性になったといわれています．

加生歯が第一生歯である根拠は，以下のとおりである．
(1) 大臼歯に先行する乳歯の出現，退化の過程がみられない．
(2) 大臼歯の代生歯に相当する歯胚の原基は，乳臼歯の代生歯である小臼歯胚の原基と同じようにつくられるが，ある程度以上には発育せず，萎縮，消滅してしまう．
(3) 発生過程において，大臼歯は乳歯をつくった歯堤が後方へ延長したところから発生する．
(4) 原始霊長類では，大臼歯の萌出は乳臼歯に続き，代生歯の萌出時期より早い．また，大臼歯胚の形成時期は乳歯胚の形成時期とは連続するが，代生歯胚のそれとはスムーズに連続しない．

このように，一生歯性の歯の多くは乳歯列が残ったものとされる．

2) 位置と形による分類

ヒトの歯の形は存在する位置によって異なるため，永久歯は**切歯**（incisor），**犬歯**（canine），**小臼歯**（premolar），**大臼歯**（molar）の4つ（図1-3）の歯種に，乳歯は**乳切歯，乳犬歯，乳臼歯**の3つの歯種に分けられる．犬歯以外の各歯種は複数本あるので，正中線から後ろのほうへ番号をつけ，第一切歯・第二切歯，第一小臼歯・第二小臼歯，第一大臼歯・第二大臼歯・第三大臼歯とよぶ．乳歯では第一乳切歯・第二乳切歯，第一乳臼歯・第二乳臼歯である．ヒトの切歯は2本あるので，正中線に近い第一切歯を中切歯，その外側の第二切歯を側切歯という．切歯と犬歯をあわせて**前歯**（anterior tooth），小臼歯と大臼歯をあわせて**臼歯**（posterior tooth）または**頬歯**（cheek tooth）という．比較解剖学では小臼歯を前臼歯，大臼歯を後臼歯とよぶこともある．

2. 歯の記号

歯と歯の位置を簡単に表すために記号を用いる．歯の記号にはさまざまな方法が考案されているが，現在一般に用いられる方法は，歯種のラテン名の頭文字を用いる方法と数字を用いる方法である．ラテン名を用いる方法は，永久歯には大文字を，乳歯には小文字を用い，同一歯種内の順位は歯種の記号の右下隅*に，番号を

＊ 上下顎を区別するのに，右下隅に書いた場合は下顎歯を，右上隅に書いた場合は上顎歯を表すことがあります．犬歯では数字の代わりに'を用います．

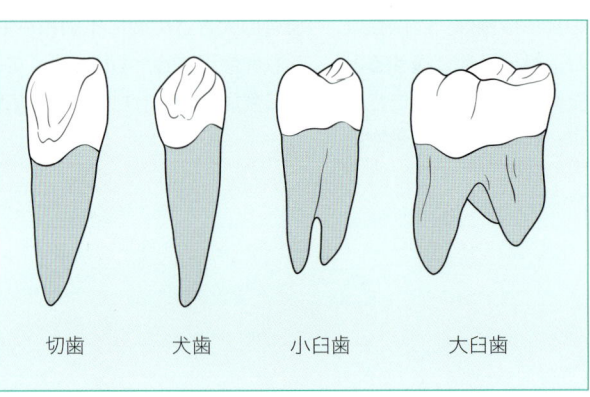

図1-3 ヒトの歯の種類
上顎歯を近心舌側からみたところ．上下逆にしている．

表 1-1　歯種の略名

	ラテン名	乳歯	永久歯
切歯	Dentes incisivi	i	I
犬歯	Dentes canini	c	C
小臼歯（乳臼歯）	Dentes premolares (molares)	m	P
大臼歯	Dentes molares		M

表 1-2　歯の記号

	乳歯		永久歯
中切歯（第一切歯）	I	A	1
側切歯（第二切歯）	II	B	2
犬　歯	III	C	3
第一小臼歯（第一乳臼歯）	IV	D	4
第二小臼歯（第二乳臼歯）	V	E	5
第一大臼歯	—	—	6
第二大臼歯	—	—	7
第三大臼歯	—	—	8

小文字で付記し表す．たとえば，第二小臼歯は P_2，乳中切歯は i_1 である（表1-1）．

　数字を用いる方法は，歯を正中部から後方へと順次，永久歯はアラビア数字を，乳歯はローマ数字を用いて表す（表1-2）．また，乳歯を正中部から後方へ順次アルファベットの大文字で表す方法もある．ただし，数字あるいはアルファベットを用いる方法はヒトのみに用いる．たとえば，ヒトの3は犬歯を表すが，正中から3番目の歯がほかの動物でも犬歯であるとは限らず，切歯であったり，小臼歯あるいは大臼歯であったりするからである．歯科領域では，永久歯はアラビア数字で，乳歯はアルファベットで表す方法が主に用いられる．

　上下顎および左右側の位置を表すには，正中線を縦線で上下顎の区分を横線で示す．この場合は，前から他人の口腔をみたところと仮定している．すなわち，$\frac{右上|左上}{右下|左下}$ で表す．歯と位置を示す記号を組み合わせて，たとえば，$\underline{M_1}$ は上顎左側第一大臼歯，$\overline{m_1}$ は下顎左側第一乳臼歯を表す（図1-4）．

　FDI（国際歯科連盟）方式は，歯と位置の記号を組み合わせて2桁の数字で表す方法である．1の位の数字は歯を，10の位の数字は歯の位置を表す．たとえば，15は上顎右側第二小臼歯を，85は下顎右側第二乳臼歯を表す．

$$(永久歯)\ \frac{18\ 17\ 16\ 15\ 14\ 13\ 12\ 11\ |\ 21\ 22\ 23\ 24\ 25\ 26\ 27\ 28}{48\ 47\ 46\ 45\ 44\ 43\ 42\ 41\ |\ 31\ 32\ 33\ 34\ 35\ 36\ 37\ 38}$$

$$(乳歯)\ \frac{55\ 54\ 53\ 52\ 51\ |\ 61\ 62\ 63\ 64\ 65}{85\ 84\ 83\ 82\ 81\ |\ 71\ 72\ 73\ 74\ 75}$$

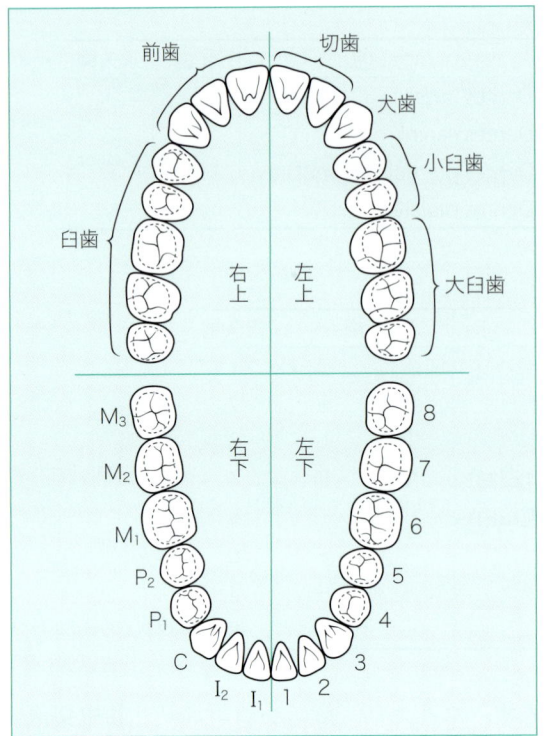

図1-4 位置と形態による歯の種類とその記号

Ⅲ 歯の数と歯式

　脊椎動物は原則として歯をもっているが，歯の数は動物の種により異なる．魚類，両生類，爬虫類などの多生歯性の動物では，歯の数が多いうえに，同一種でも個体変異が大きく歯数が一定していない．また，歯の分布領域も顎骨だけでなく，口蓋，舌，咽頭にまで及ぶことがあるので，ある一定時期の歯数を特定することは困難である．

　それに対して，哺乳類の歯の数は爬虫類以下の動物（**同形歯性**，図1-5, p.11参照）に比べて少なく，しかも動物種により歯の総数は一定している．さらに，各歯種における数も一定しているので，各動物の歯数を歯式で表すことができる．

　歯式とは歯の記号を用い，歯種とその数を定式化したものである．歯種はラテン名の頭文字を用い，各歯種の歯数は，分数式の分子に上顎片側の歯数を，分母に下顎の片側の歯数をとり，総数を最後に記す方法が一般的である．たとえば，ヒトの歯式は次のように記載される．

$$\text{永久歯}\quad I\frac{2}{2}C\frac{1}{1}P\frac{2}{2}M\frac{3}{3}=32, \qquad \text{乳歯}\quad i\frac{2}{2}c\frac{1}{1}m\frac{2}{2}=20$$

　この場合，片側だけの歯数を記したのは，歯の数は左右同数であるからである．なお，上顎と下顎の歯数はヒトでは一致するが，ほかの哺乳類では一致するとは限らないので，別々に記載する必要がある．たとえば，イヌの歯式は

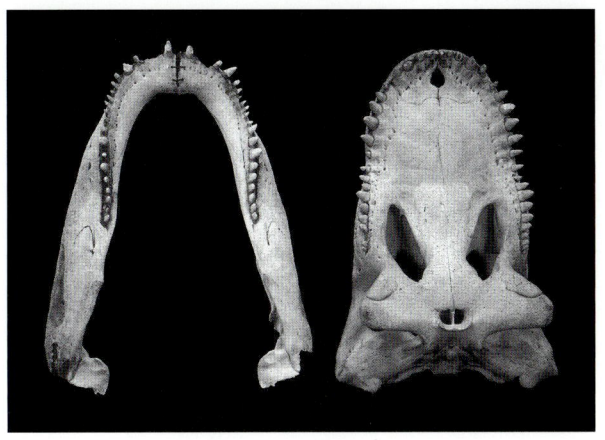

図 1-5 ヌマワニの下顎（左）と上顎（右）
多数の同じ形をした歯（単錐歯）が存在し，同形歯性であることがわかる．（北海道大学・脇田　稔名誉教授のご厚意による）

$I\frac{3}{3} C\frac{1}{1} P\frac{4}{4} M\frac{2}{3} = 42$ で，大臼歯の数が上下顎で異なる．

哺乳類の基本歯式は $I\frac{3}{3} C\frac{1}{1} P\frac{4}{4} M\frac{3}{3} = 44$ であるが，この基本数は動物の進化に伴い減少する傾向がある．一般に，顎骨が長い動物は歯の数が多いが，頭骨が前後的に短縮することにより最前部の切歯と最後部の臼歯の数が減少する．切歯と大臼歯では後方の歯から，小臼歯では前方の歯から退化・消失が起こるとされる．なお，ヒトの歯数はほかの真獣類に比べてかなり減少しているが，どの歯種も完全に消失することなく一定の調和が保たれている．この点でヒトの歯は原始真獣類と一致し，一般性を保持しているといえる．

Ⅳ 方向用語

一般解剖学で用いられる身体各部の体位を示す用語のほかに，口腔に特有な方向

Column　真獣類と原始真獣類

真獣類は胎盤をもち，子宮内で子どもを育て，十分に発育した子どもを出産する哺乳類で，有胎盤類，正獣類ともいいます．現生哺乳類では，卵生のカモノハシなどの単孔類，胎盤をもたず育児嚢で子どもを育てるカンガルー，コアラなどの有袋類を除くすべての種が含まれます．

原始真獣類は現生のモグラなどの食虫類のような体制で，歯は基本的に上下顎，左右側に切歯3本，犬歯1本，小臼歯4本，大臼歯3本ずつ計44本あります．大臼歯の形態は食物をかみ切る作用のほかに，かみ砕く作用があるトリボスフェニック型です．

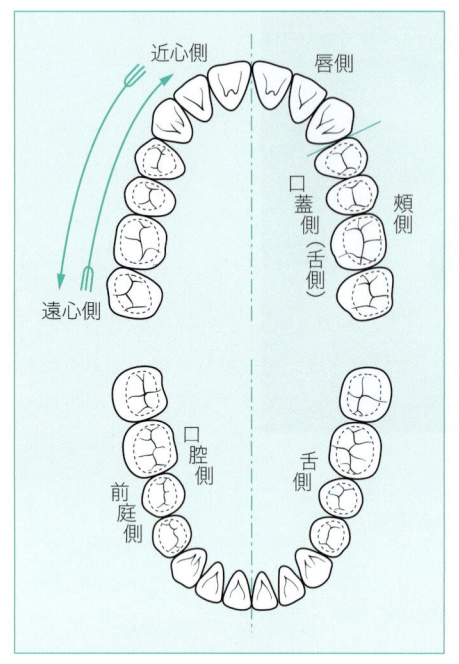

図1-6 口腔における方向用語

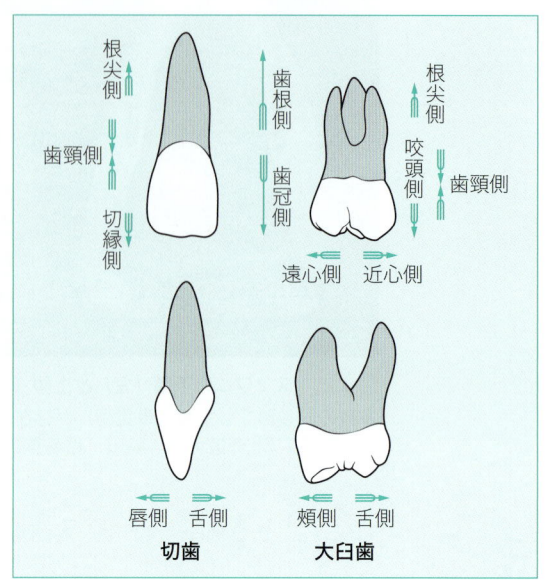

図1-7 歯の方向用語

用語がある.

切歯および犬歯の口唇に向いている側を**唇側**（labial side），小臼歯および大臼歯の頰に向いている側を**頰側**（buccal side）という．両者はいずれも口腔前庭に向いているので**前庭側**（vestibular side）ともいう．唇側あるいは頰側の反対側は舌に向いているから**舌側**（lingual side）という．舌側は固有口腔に向いているので**口腔側**（oral side）ともいう．上顎では舌側を口蓋に向いているという意味で**口蓋側**（palatal side）ということもあるが，上顎でも舌側とよんだほうが簡便である．

歯列の正中線に近づく方向を**近心側**（mesial side）または**近心**，遠ざかる方向を**遠心側**（distal side）または**遠心**という（図1-6）＊．

歯の長軸方向では，歯冠に近づく方向を**（歯）冠側**（coronal side），歯根に近づく方向を**（歯）根側**（radical side）という．歯冠のみの2点を比較する場合は，**切縁側**〔incisal side（切歯，犬歯）〕または**咬頭側**〔cuspal side（小臼歯，大臼歯）〕と**歯頸側**（cervical side）を，歯根のみについては歯頸側と**根尖側**（apical side）を用いる（図1-7）．

＊ アルファベットの頭文字を用いて，近心をM，遠心をD，頰側をB，舌側をLと表現することもあります．

V 歯の形態

1. 歯の外形

歯の原形は，軟骨魚類のサメやエイなどの体表にみられる皮歯（たてうろこ，楯鱗）のような，単純扁平な三角錐あるいは円錐である．これを単錐歯（ハプロドン

ト：haplodont）という．爬虫類以下の脊椎動物の歯の形は，存在する部位や機能によって多少は異なるが，基本的にはどの歯も単錐歯であり，歯種の区別がない．これを**同形歯性**（homodonty）という（図1-5, 8）．それに対して，哺乳類の歯の形は，存在する部位や機能によって異なり，これを**異形歯性**（heterodonty）といい，切歯，犬歯，小臼歯，大臼歯の4つの歯種に区別される．

哺乳類の段階ではじめて異形歯性を獲得したことは，歯が異なった機能を果たすのに都合のよい形態に分化したことを意味する．とくに臼歯は，動物の食性に適応して種に固有の形態をとるようになる．このことは，歯が獲物を捕らえるだけの働きしかない爬虫類以下の捕食器から，獲物を捕らえて咀嚼する咀嚼器へと進化したことを意味し，哺乳類の進化のうえで画期的な意義をもっている．

同形歯性から異形歯性への進化とともに，哺乳類の歯には歯根が形成される．歯根の形成によって，哺乳類の歯は**歯冠**（crown）と，歯を顎骨に固定する**歯根**（root）に分化する．ヒトでは，歯冠はエナメル質に，歯根はセメント質に覆われる．

歯冠と歯根の境界線，すなわちエナメル質とセメント質の境界線を**歯頸線**（cervical line）という．歯頸線は直線ではなく，一定のゆるい彎曲*を描く．また，歯によって程度の差はあるが，歯冠と歯根の移行部はくびれていて，その部を**歯頸**（neck）という．歯頸とは歯頸線の上下の狭い領域をいい，その境界ははっきりしない（図1-9）．

生体において，口腔に露出している部分を**臨床歯冠**（clinical crown），歯周組織

* 解剖学用語では"彎"または"弯"のどちらを用いてもよいことになっていますが，本書では"彎"を用います．

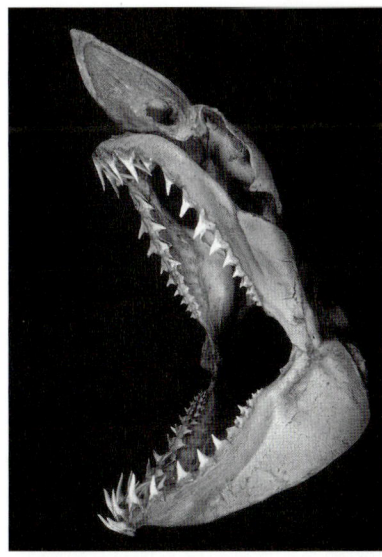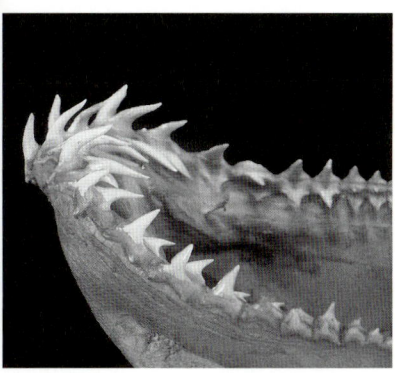

図1-8 アオザメの上下顎（左）と下顎の拡大（右）
典型的な同形歯性，多生歯性である．顎骨の舌側には後継歯がつくられている．（北海道大学・脇田 稔名誉教授のご厚意による）

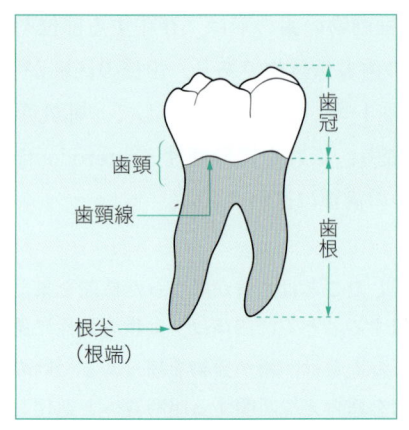 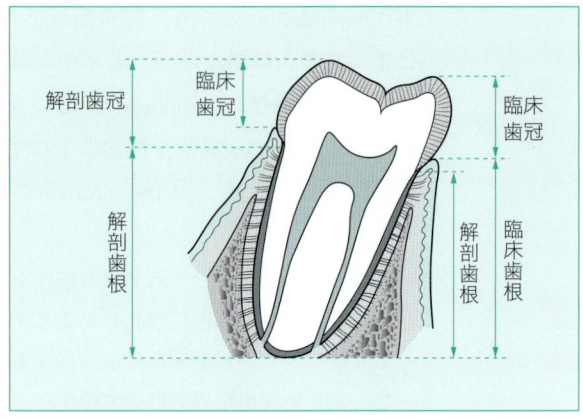

図 1-9　ヒトの歯の外形（下顎右側第一大臼歯を頬側からみたところ）

図 1-10　歯冠と歯根の関係（下顎大臼歯の頬舌断）

に埋まっていてみえない部分を**臨床歯根**（clinical root）という．臨床歯冠あるいは臨床歯根は，歯頸線で分けられる解剖学の歯冠あるいは歯根〔**解剖歯冠**（anatomical crown），**解剖歯根**（anatomical root）〕とは一致しないことが多い．歯の萌出が完了した直後は，歯肉がエナメル質の一部を覆い，エナメル質と有機的に結合している．このときには，臨床歯冠は解剖歯冠より短く，臨床歯根は解剖歯根より長い．また，加齢などによって歯肉が退縮している場合は，解剖歯根の一部が露出し臨床歯根は解剖歯根より短くなる．すなわち，臨床歯冠あるいは臨床歯根は歯肉の状態によって決まり，歯肉の位置が変化すれば臨床歯冠あるいは臨床歯根の範囲も変わる（図 1-10）．

2．歯冠の形態

　ヒトの歯の歯冠は基本的に六面体とみなすことができる．しかし，歯冠の底面に相当する面は歯冠に限ってみた場合の仮想面で，実際には歯根に連続しているので自由面としては存在しない．

　面はその位置または機能によって，唇側面あるいは頬側面，舌側面，咬合面，近心面，遠心面に分けられる（図 1-11）．

　切歯と犬歯の口唇に向いている面を**唇（側）面**（labial surface），小臼歯と大臼歯の頬に向いている面を**頬（側）面**という．すべての歯の舌に向いている面を**舌（側）面**（lingual surface）という．小臼歯と大臼歯で顎を閉じたときに，反対側の顎にある歯と接触（咬合という）し，咀嚼を行う面を**咬合面**あるいは**咀嚼面**（occlusal surface）という（図 1-12）．

　切歯と犬歯では，咬合面に相当する面は舌側に強く傾斜し，鉛直方向に近くなる．そのため，本来の舌側面との区別がつかなくなり，2つの面が合わさり 1 つの面，舌側面となる．したがって，切歯と犬歯には咬合面はなく唇側面，舌側面，近心面および遠心面の 4 つの面で歯冠はつくられる．

　同一顎で隣り合った歯が向き合い，接触する面を**隣接面**（proximal surface）と

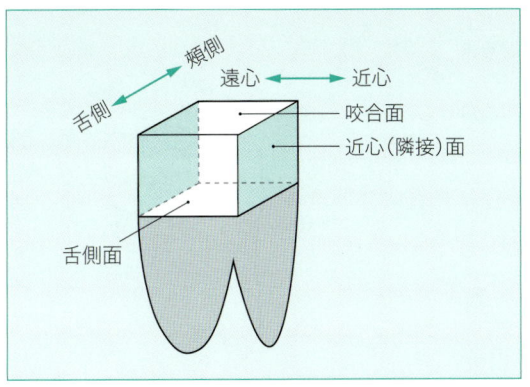

図 1-11　歯冠の面を示す模型図（臼歯には 5 つの面がある）

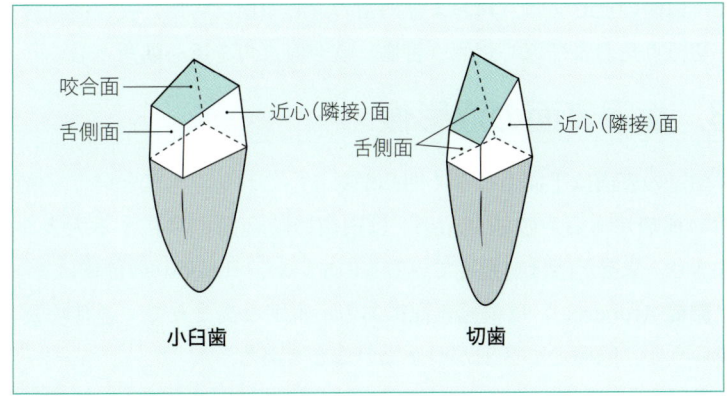

図 1-12　切歯と臼歯との歯冠の面の比較（臼歯の咬合面と舌側面が切歯では 1 つになって舌側面をつくる）

よび，**近心（隣接）面**（mesial surface）と**遠心（隣接）面**（distal surface）を区別する．上下顎の正中部では，両側中切歯の近心面どうしが接触するが，ほかの部分では 1 本の歯の遠心面と隣接歯の近心面とが接触する．ただし，最後臼歯の遠心面は接触しない．

　面の限界を**辺縁**または**縁**（margin）といい，その位置によって命名される．前歯の隣接面には 3 つの縁があるが，ほかのすべての面には 4 つの縁がある．すなわち，前歯の隣接面は唇側縁，舌側縁および歯頸縁の 3 縁，臼歯の隣接面は咬合縁，頰側縁，舌側縁，歯頸縁の 4 縁，唇側面（頰側面）および舌側面は切縁（咬合縁），近心縁，遠心縁，歯頸縁の 4 縁，臼歯の咬合面は頰側縁，舌側縁，近心縁，遠心縁の 4 縁を区別する．

　2 つの面が接する線状のところを**線（稜）角**（line angle），3 つの面が合わさって突出するところを**点（尖）角**（point angle）という．線角と点角とをあわせて**隅角**（angle）という．名称は，たとえば，遠心舌側線角のように合わさる面の名称を結びつけてよぶ（**図 1-13**）．ただし，前歯の唇側面と舌側面が接する線角は切縁という．したがって，切縁には唇，舌側面の限界の縁と線角の 2 つの意味がある．ま

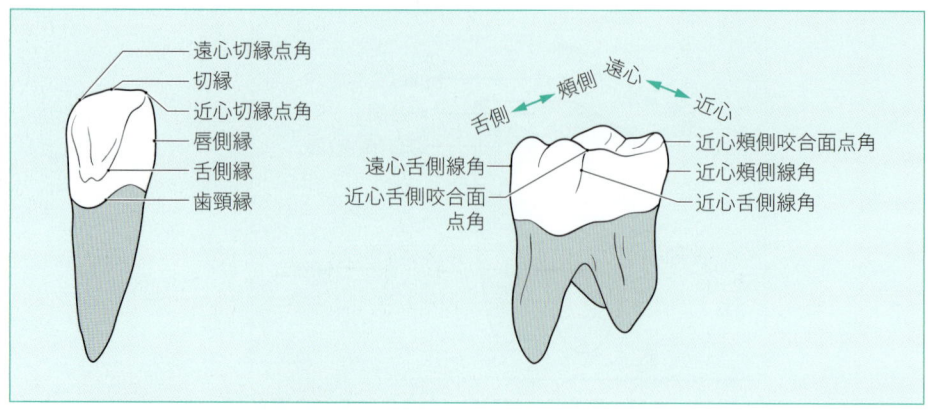

図 1-13　歯冠の縁と隅角を示す模型図

た，前歯の近心切縁点角および臼歯の近心頰側（舌側）咬合面点角を**近心隅角**，遠心切縁点角および遠心頰側（舌側）咬合面点角を**遠心隅角**ともいう．

3．歯冠表面の浮彫像

歯冠の表面は平面ではなく凹凸があり，これを浮彫像という．突隆した部分には次の種類がある．**咬頭**（cusp）は臼歯の咬合面に存在する大きな高まりで，形，大きさ，位置がほぼ一定しているものをいい，それぞれの位置によって命名される．

結節（tubercle）は歯冠表面にある不規則な高まりで，通常咬頭より小さなものをいうが，咬頭との区別がつかないこともある．

接触点（contact point）は隣接面において側方へ突出し，隣接歯と接触する部分をいう．実際には点ではなく小面で接触し，面は加齢とともに摩耗が進み広くなる．一般に近心接触点は遠心接触点より切縁（咬頭）側に，また，唇（頰）側にある．

隆線（ridge）は歯面にみられる線状の隆起であり，その位置によって命名される（図 1-14）．たとえば，辺縁隆線，唇（頰）側面隆線などである．

歯帯（cingulum，シンギュラム）は歯冠の歯頸部をとりまく帯状の隆起をいう．歯帯は原始的な形質であり，代生歯に比べて原始的特徴を保持している乳歯に多くみられる（p.85，図 3-4 参照）．

陥凹部には次の種類がある．**溝**（sulcus）は長い線状の凹みである．エナメル質に深く切り込んでいる溝をとくに**裂溝**（fissure）という．

窩（fossa）はやや大きな皿状の凹みを，**小窩**（pit）は点状の凹みをいい，溝と溝との会合部や溝の末端部にみられる．いずれも存在する位置によって命名される．

小窩，裂溝の形態は，図 1-15 に示すようにさまざまであるが，基底部が入口より大きいことが多い．そのため小窩裂溝は齲蝕の好発部位となる．たとえば，五井によると，上顎第一小臼歯の咬合面小窩の深さは約 1 mm，入口の太さは平均 40 μm であるのに対し基底部は 87 μm である．

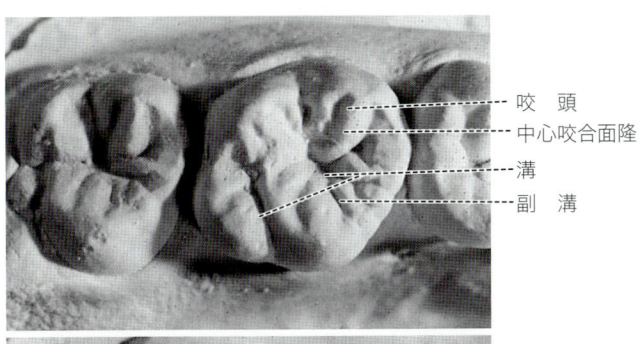

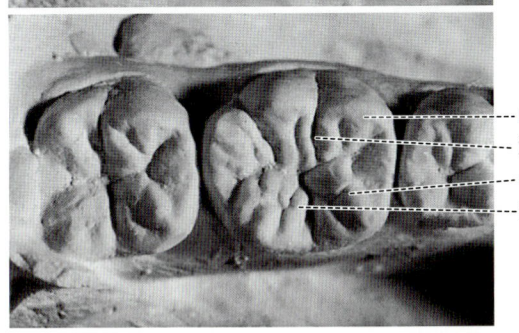

図 1-14　上・下顎大臼歯の咬合面浮彫像（上：上顎，下：下顎）

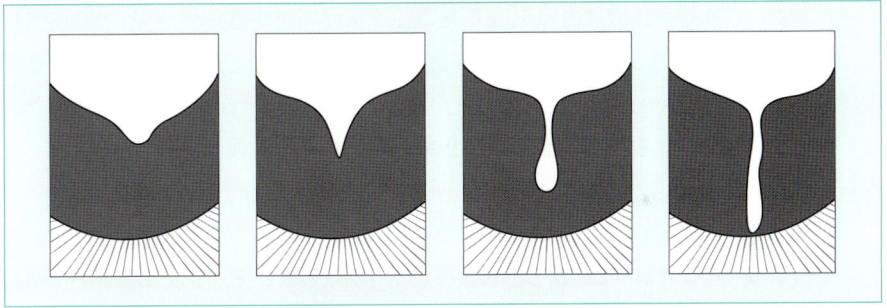

図 1-15　窩，小窩，裂溝の断面を示す模型図（黒い部分はエナメル質）

4. 歯根の形態

　歯根の形態は原則として円錐形であるが，その断面は正円ではなく，唇（頰）舌的あるいは近遠心的に多少圧平されている．歯根の先端部を**根尖**（root apex）といい，根尖には歯髄腔の入口である小さな孔，**根尖孔**（apical foramen）が開いている（**図 1-16**）．

　歯によって歯根が1本のもの，2本あるいは3本のものがあり，それぞれ**単根歯**，**複根歯**あるいは**多根歯**という．切歯，犬歯および上顎第一小臼歯を除くほかの小臼歯は単根歯である．上顎第一小臼歯は半数が単根歯，半数は頰側と舌側に2根ある複根歯である．下顎大臼歯も複根歯であり，近心と遠心に2根ある．上顎大臼歯は多根歯で，頰側に2根，舌側に1根ある．

　複根歯や多根歯の場合，各歯根は歯冠からただちに分かれるのではなく，歯根の歯頸部では常に融合している．この歯頸線直下から歯根が分岐するまでの融合部を

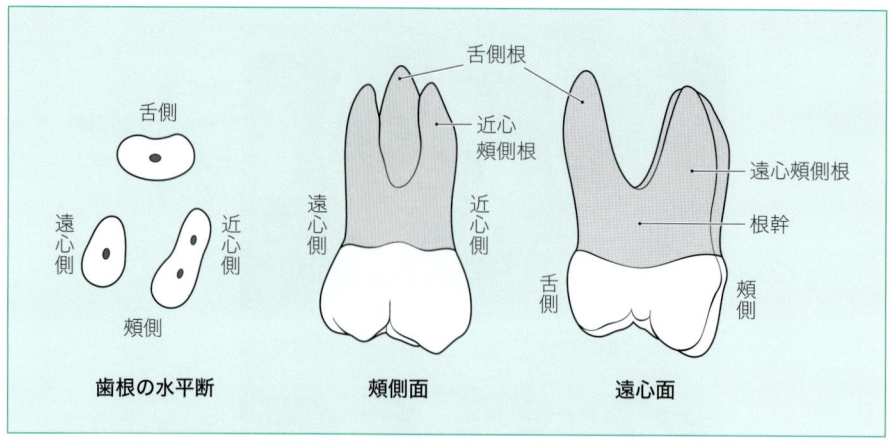

図 1-16　歯根の形態（上顎右側第一大臼歯）

根幹という．

5．歯頸線

　歯冠と歯根の境界線，すなわちエナメル質とセメント質の境界線を**歯頸線**という．歯頸線は歯頸を取り巻いて波状に経過する．唇（頬）側面では歯根側に向かって凸彎し，隣接面では逆に歯冠側に向かって凸彎する．彎曲の程度（**歯頸線彎曲**）は切歯と犬歯では強いが，臼歯は前歯に比べると弱い（図 1-17）．また，隣接面における彎曲度は近心面と遠心面で異なり，前者で後者より強い（図 1-18）．

　複根歯や多根歯で歯根分岐部が歯頸に近接している場合には，エナメル質が根間に向かって突出し，歯頸線が V 字形を描く．とくに突出が著明であれば，この部のエナメル質をエナメル突起あるいは根間突起とよび，下顎大臼歯の頬側面にみられることが多い．

　歯頸線彎曲は歯肉縁の彎曲とほぼ平行であるが，歯頸線はふつう歯肉に覆われているから生体ではみえない．しかし，加齢による老人性変化の 1 つとして上顎骨歯槽突起および下顎骨歯槽部の萎縮がある．それに伴い歯肉もしだいに退縮し，その結果，歯肉縁と歯頸線とが一致し，さらに歯肉の退縮が進むと歯肉縁は歯頸線より根尖側に移動し，歯根の一部が口腔に露出する．

6．歯髄腔の形態

　歯髄を入れる空洞を**歯髄腔**（pulp cavity）あるいは**髄腔**という．歯髄腔の形態は歯の外形にほぼ一致する．したがって，歯髄腔は歯冠に相当する**髄室**（pulp chamber）と歯根に相当する**根管**（root canal）に分けられる．ただし，髄室は歯冠よりかなり歯根側にずれた位置にある．

　髄室の天井，すなわち咬合面に相対する上壁を**髄室(天)蓋**（roof），これに対向

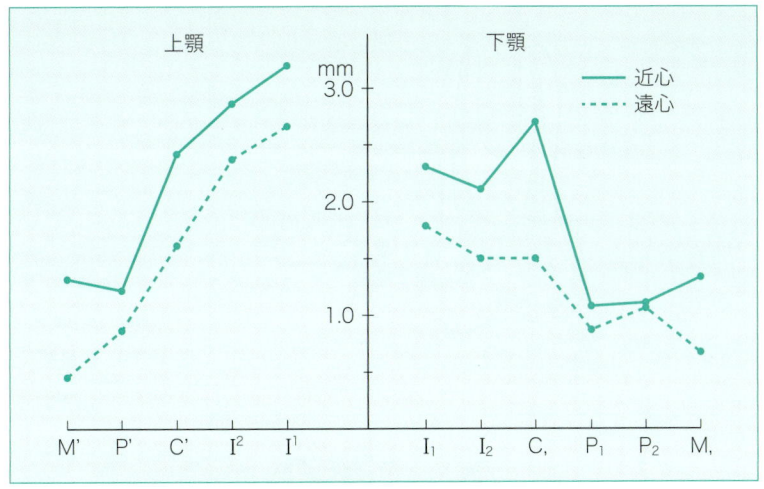

図 1-17 歯頸線彎曲の高さ（植田の数値より作図）

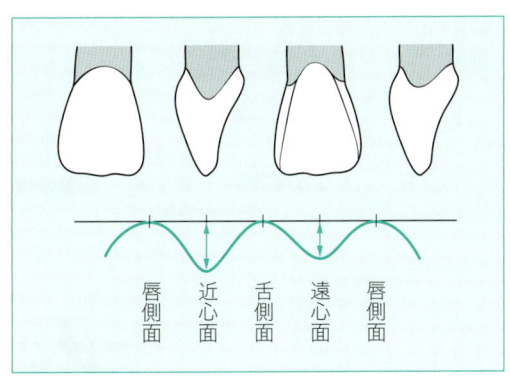

図 1-18 歯頸線と歯頸線彎曲

する床の部分を**髄室床**（**髄床底**，floor）という．髄室の側壁はそれが向いている歯面の名前をつけてよぶ．たとえば臼歯では近心壁・遠心壁・頰側壁・舌側壁の4つである．臼歯の咬頭頂あるいは犬歯の尖頭などに一致して，髄室蓋から突出した部分を**髄室角**（horn of pulp chamber）といい（図 1-19），髄室角に入っている歯髄を**髄角**（pulp horn）という．

　髄室から根管への入口を**根管口**（orifice of root canal）という．根管が1本の場合は，髄室床を欠き，髄室は根管へ明瞭な境なく移行し，根管口ははっきりしない．それに対して，根管が2本以上ある場合は，髄室床があり，この部で髄室は急に細くなり根管へ移行するから，根管口をはっきりと示すことができる*．

　根管の形は歯根の外形にほぼ一致し，1根に1根管であるが，歯根によっては1根に2根管以上ある．

1）単純根管

　根管の形が歯根の外形にほぼ一致し，1本の歯根に1本の根管があるものを単純根管という．

* 齲蝕などで歯髄に炎症や感染が起きると，歯内療法が行われます．

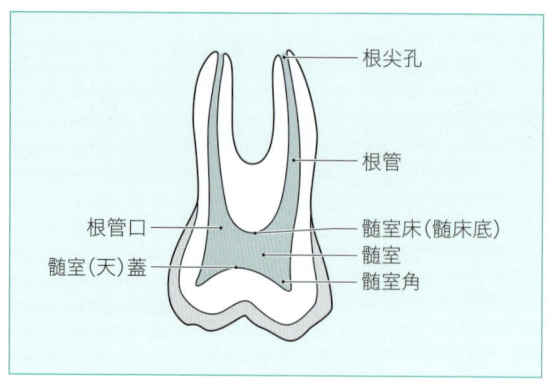

図1-19 歯髄腔（上顎第一大臼歯）

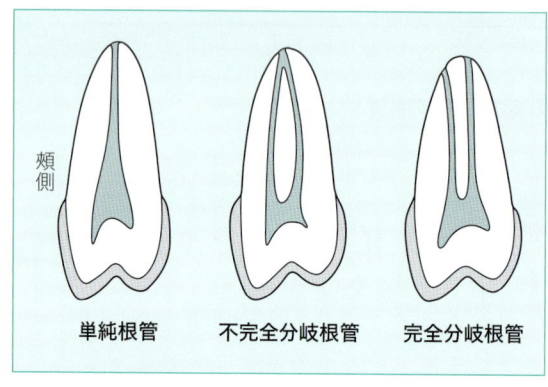

図1-20 根管の種類（上顎第一小臼歯）

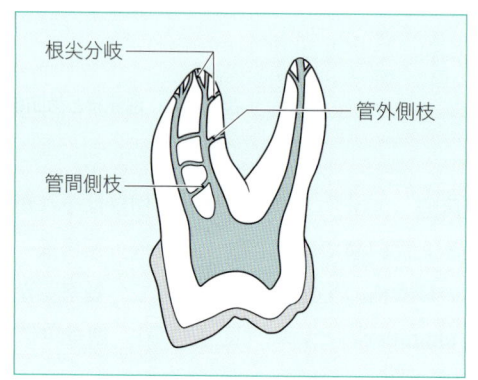

図1-21 根管の随伴形態（上顎第一大臼歯の近心頬側根と舌側根の根管における根尖分岐と側枝）

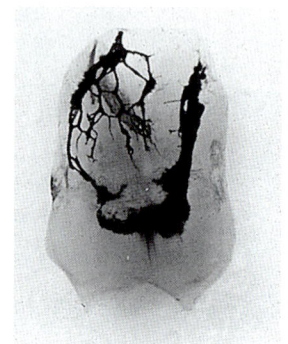

図1-22 大臼歯の歯髄腔（墨注入標本）根管がきわめて複雑で，網目状になっている（網状根管）．

2）分岐根管

歯根は1本であるが，根管がほぼ同じ太さの2本に分かれたものを分岐根管という．2根管がそれぞれ別々の根尖孔に開口する完全分岐根管と，2根管が根尖近くで合流して1本となり，1個の根尖孔に開口する不完全分岐根管がある（図1-20）．

根管はさらに細かく分岐し複雑な形態を示すことが多い．主として根尖部のセメント質内で分岐する**根尖分岐**，主根管からほぼ直角に分岐する**側枝**などがある（図

1-21).したがって,根尖孔は1根に1個とは限らない.また,分岐根管の2根管の間に側枝が多数みられ,網状となったものを**網状根管**(図1-22)という.

Ⅵ 歯の鑑別のながれ

口腔内に歯が植立していれば,上下左右ならびに歯種の鑑別は難しくないが,抜去歯などの鑑別はしばしば困難をきわめる.1本の歯の鑑別は以下のような手順で鑑別をすることが多い.

1. 歯種の鑑別

切歯,犬歯,小臼歯,大臼歯の鑑別,すなわち歯種の鑑別は,表1-3のように咬頭と歯根の数と形によって行う.

2. 上下の鑑別

一般的に上顎の歯は下顎の歯を覆っていることから,上下の歯の形が生じている.一般的には上顎の歯は男性的でごつごつしており,下顎の歯は女性的で丸みを帯びている.ただし,表1-3で示した咬頭数と歯根数でわかるものも多い.詳細については2章で扱う.

3. 順位の鑑別

同一歯種内での順位の鑑別は,①同一歯種内では近心位にある歯のほうがその歯種の基本的な形態をそなえている,②一般的に1本の歯でも,近心半のほうが遠心半に比べその歯種の基本的な形態をそなえている.これらは末端退化の一例と考えられ,遠心位に行くほど,また遠心半ほど,大きさの減少,形の単純化,咬頭数の減少,歯根の癒合が起こりやすい.

4. 左右の鑑別

歯列全体,同一歯種間,1本の歯でも歯の退化傾向は遠心位(半)にみられる.ミュールライターは1本の歯にみられるこの特徴を,具体的に3つの特徴として記載している.これをミュールライターの3表徴(3歯徴,Mühlreiter's three-sym-

表1-3 歯種による咬頭と歯根の数の特徴

咬頭数	歯根数	歯種
1(切縁)	単根	切歯
1(尖頭)	単根	犬歯
2咬頭	単根または2根	上顎小臼歯
2または3咬頭	単根	下顎小臼歯
4咬頭	3根	上顎大臼歯
5咬頭	2根	下顎大臼歯

bol）とよび，**彎曲徴**，**歯根徴**，**隅角徴**がある（詳細は2章を参照）．また，隣接面の大きさを比較すると近心面のほうが遠心面より大きく，これを**歯面徴**〔コーエン（Cohen）の**歯面徴**，surface symbol〕という．

Ⅶ 歯と歯周組織の組織構造

1. 歯の組織構造

哺乳類の歯は**エナメル質**（enamel），**象牙質**（dentin），**歯髄**（dental pulp），**セメント質**（cementum）からできている．エナメル質，象牙質，セメント質は石灰化した硬組織であり，歯髄は血管，神経を含む疎性結合組織からつくられる軟組織である．歯の主体である象牙質は，歯冠部をエナメル質に，歯根部をセメント質に覆われるため，歯の表面には露出しない．象牙質の内部には歯の外形とほぼ一致した形の歯髄腔があり歯髄を入れる．

2. 歯周組織の組織構造

歯の周囲にあって，歯を顎骨に固定する働きをもつ組織を歯周組織といい，**歯根膜**（歯周靱帯，periodontal ligament or membrane），**歯槽骨**（alveolar bone），**歯肉**（gingiva），セメント質がある（図1-23）．**歯周組織**（periodontium, periodontal tissue）は歯の機械的機能を支持する働きをもっているから**歯の支持組織**ともいう．

哺乳類の歯には歯根がつくられ，歯根は上顎骨歯槽突起，下顎骨歯槽部にある**歯槽**（alveolus or alveolar socket）という穴に入っている．歯槽は歯根よりやや大きいので，歯根と歯槽壁との間に狭い空隙ができる．この空隙を歯根膜腔といい，歯

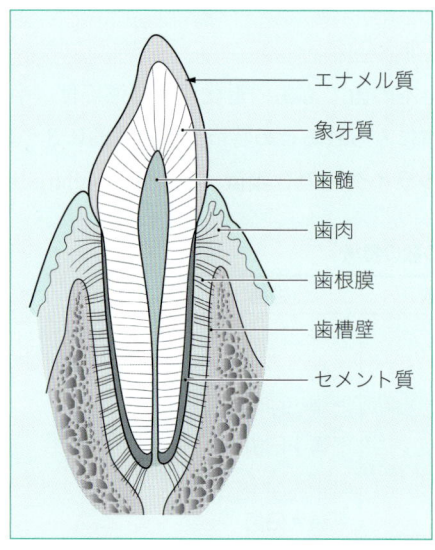

図1-23 歯と歯周組織

根膜腔を歯根膜が満たす．歯肉は歯の歯頸部を取り囲んで被覆し，歯根膜と歯槽粘膜に移行する．歯根膜は線維性結合組織であり，その主体は歯根膜主線維である．主線維は歯根膜を貫き，末端部分の一方は歯槽壁の骨基質中に，他の一方はセメント質中に**シャーピー線維**＊（Sharpey fiber）として埋め込まれ，歯は顎骨に固定される．歯根膜に続く歯肉の線維も歯頸部セメント質の内部に埋め込まれ，歯を固定する．このような歯と顎骨の結合様式を**釘植**（gomphosis）という．セメント質は歯の構成要素の1つであるが，歯根膜主線維によって歯と顎骨を固定する役目をもつ歯周組織でもある．

＊ シャーピー線維 骨組織やセメント質内に入ったコラーゲン線維の束をシャーピー線維といいます．

3. 歯の固定

歯と顎骨の結合様式も動物種によって異なる．

最も原始的な結合様式は，軟骨魚類のサメ，エイなどの皮歯にみられる**線維性結合**である．象牙質と連続する骨性基底板が真皮内に埋まっていて，歯髄の結合組織と連続する真皮の線維が基底板に侵入することによって歯は固定される．したがって，歯は顎軟骨を取り巻く線維性結合組織中に支持され，歯と顎軟骨との対応はない（図1-24）．

タラ，カマスなどの食肉性魚類の前方歯と顎骨との結合様式は特殊化し，歯は広範囲に動くことができる．**蝶番性結合**といい，歯は圧迫によって舌側へ倒れ，圧迫を除くともとに戻るバネ仕掛けの様式である．したがって，餌の魚はかなり大きなものまで捕食でき，しかも，歯は唇側には倒れないので，餌の魚は口腔内から逃げることができない．舌側に倒れた歯をもとに戻す弾力は，象牙質に付着した弾性線維が歯髄を通り付着骨に付着することによって得られる．

硬骨魚類になって歯と顎骨の対応がみられる．爬虫類以下のほとんどすべての歯は，象牙質と付着骨とが靱帯を介してあるいは直接結合し，さらに付着骨の深部が顎骨と**骨性結合**する．

哺乳類の歯の結合様式は**釘植**である．哺乳類の歯は歯冠と歯根に分化し，歯根を入れる歯槽が顎骨につくられることにより，歯の固定は強固になる．また，歯と顎

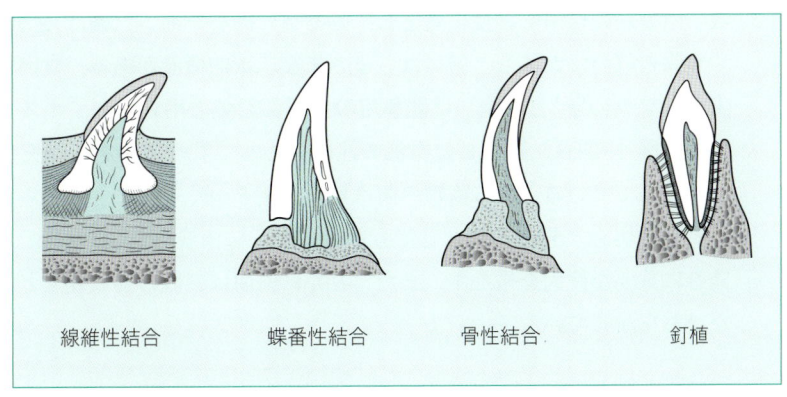

図1-24 歯の固定

骨の間に介在する歯根膜が，咀嚼中，歯に加わる大きな圧を緩衝し，歯に多少の可動性を与える．

爬虫類以下の脊椎動物の歯の結合様式をみると，最も原始的な線維性結合では，歯と顎骨との結合力が弱く，歯の可動性が大きいため咀嚼できない．骨性結合では，結合力が強く咀嚼に適しているように思われるが，歯に加わる力が顎骨を介して直接頭蓋に作用するため，強い力で食物をかむことはできない．また，骨性結合の歯は可動性がなく破折しやすい．したがって，爬虫類以下の歯の結合様式は食物を咀嚼するには適さない．ただし，多生歯性で同形歯性の爬虫類以下の歯は，獲物を捕らえて逃がさないだけの捕食器であるから，このような結合様式でも支障はない．

それに対して，一・二生歯性で異形歯性の哺乳類の歯は，固定が強固であるとともに多少可動性がある釘植を獲得することによって，獲物を捕らえ咀嚼する咀嚼器へと進化した．

哺乳類の根本的適応機構は体温保持機構である．この温血性の獲得こそ，哺乳類に対して高等でしかも永続性のある活動性と，安定した代謝作用に適応する能力を与える最大の力となった．活動の永続性と新陳代謝の安定性を一層確実にするためには，食物摂取を規則的に行い，それを有効に利用することが重要である．そのために，歯は捕食器から咀嚼器へと進化する必要があった．爬虫類から哺乳類に進化する段階で，歯が同形歯性から異形歯性へ，多生歯性から一・二生歯性へ，歯の結合様式が骨性結合から釘植へと変化することによってそれがなされたのである．

Ⅷ 歯の機能

歯の主要な働きは，食物を捕えて逃がさない働きと，捕えた食物をかみ切り，かみ砕き，すりつぶす**咀嚼機能**である．

哺乳類の歯冠形態は動物種の食性によく適応していて，たとえばゾウなどの草食に適応した**ひだ歯**（図1-25A），キツネなどの食肉類の**裂肉歯**（図1-25B）などはそのよい例である．歯冠形態とともに，下顎骨や顎関節の形態，下顎の運動様式，咀嚼筋の作用も食性に適応し，動物種に固有である（図1-25C～F）．

食物摂取のほかにも，歯にはさまざまな二次的機能がある．食肉類やイノシシの犬歯，ゾウの牙＊（切歯）は**闘争**用の武器としても用いられ，オスでよく発達している（図1-26）．毒ヘビは毒液の注射管として管や溝のある歯をもち，身体の防御に役立っている．げっ歯類の歯は巣や通路をつくるのにも用いられる．

ヒトの場合，**発音器官**としても働き，とくに歯音（T，D，Th，F，Vなど）の発音に重要な役割を果たす．また，とくに前歯は顔貌の構成要素として**審美**上重要な役割を演じている．

> ＊ ゾウの牙
> ゾウの牙は巨大な犬歯と思うかもしれませんが，実は切歯骨から生えています．そのため，ゾウの牙は切歯です．

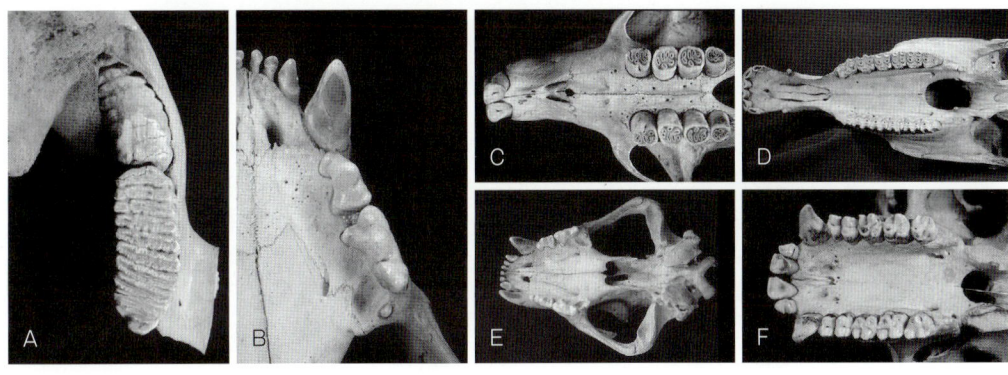

図 1-25　いろいろな動物の歯
A：インドゾウの上顎臼歯（ひだ歯），B：ライオンの上顎（裂肉歯），C：ヤマアラシ，D：ウマ，E：トラ，F：ニシゴリラ（北海道大学・脇田　稔名誉教授のご厚意による）

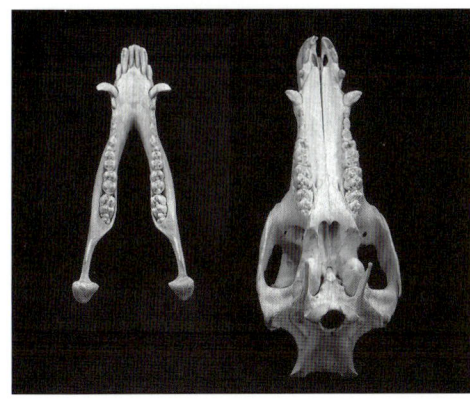

図 1-26　イノシシの下顎（左）と上顎（右）
よく発達した犬歯をもっている．（北海道大学・脇田　稔名誉教授のご厚意による）

Column 肉食系？ それとも草食系？ ～歯と食性～

哺乳類にみられる形態は種の間で差がみられます．この種間差は食物の摂取と消化に関連した機構や体制に現れ，とくに歯や下顎骨の形態では食性の差に応じた著しい種間差がみられます．草食性のシカと，陸生哺乳類のなかでは肉食性への偏りが大きいネコの歯を比べてみましょう．なお，シカ（ダマジカ）の歯式は

$I\frac{0}{3}C\frac{0}{1}P\frac{3}{3}M\frac{3}{3}=32$ ，

ネコは $I\frac{3}{3}C\frac{1}{1}P\frac{3}{2}M\frac{1}{3}=30$ です．

【前　歯】

草食性哺乳類（シカ）：シカの上顎に前歯はなく，3本の下顎切歯のうち，第一切歯の幅径が大きく，形は扇状となっています．犬歯（写真矢印）は退化，縮小し，その大きさは第三切歯とほぼ同じとなり，側方運動を可能にしています．唇側面を覆うエナメル質は舌側面より厚く，そのため，摩耗により切縁は常に鋭く研がれた状態にあり，8本の前歯の切縁は連続する一線をつくっています．また，上顎前歯部の口蓋は角化し，硬く，平坦となっています．シカは発達した舌で草をからめとり，一線になった鋭い切縁を包丁とし，硬く平坦な上顎前歯部の口蓋をまな板にして，草をかみ切ります．

肉食性哺乳類（ネコ）：犬歯がほかの前歯に比べて巨大であり，上顎第三切歯と犬歯の間には下顎犬歯を受け入れる間隙があります．このような動物は犬歯を獲物の側頸部あるいは後頭部に突き刺し，総頸動脈あるいは延髄を損傷し獲物を仕留めます．3本の切歯の歯冠は低く，犬歯は相対的にも高くなるので，より深い致命傷を獲物に与えることができます．しかし，犬歯が著しく発達するため，下顎の側方運動は不可能となり，下顎運動は蝶番運動に限られてしまいます．

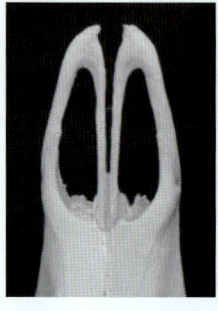 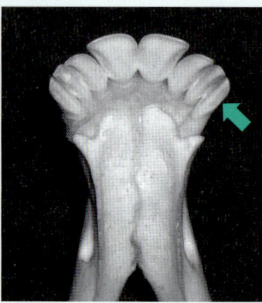 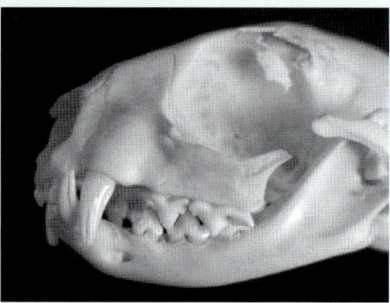

ダマジカの上顎前歯部　　ダマジカの下顎前歯　　　ネコの上下顎

Column 肉食系？ それとも草食系？ 〜歯と食性〜（つづき）

【臼 歯】

草食性哺乳類：各3本の小臼歯と大臼歯はほぼ同じ形の四角形であり，隙間なく配列し，空隙がありません（図1-25 A参照）．したがって，6本の臼歯全体が1つの咬合面として機能します．咬合面はほぼ平坦で，咬頭はよく発達した隆線によって連続し，1つひとつの咬頭は不明瞭となり，その結果，咬合面には複雑な形をした隆線とエナメル質のヒダが残ります．

草などの植物は肉に比べて消化効率が悪く，口腔で十分にすりつぶさなければ栄養の吸収は不可能です．また，草食動物は常に敵から狙われるため，犬歯と小臼歯の間に草を口腔に貯めるための広い間隙があります．草をとりあえず飲み込み，反芻胃へ送り，安全な場所でゆっくり口腔へ戻し食べ直すこともよく知られています．これも草の消化効率が悪いからにほかなりません．

肉食性哺乳類：臼歯の歯冠は頬舌的に薄く，鋭い辺縁をもち，尖頭を備えた鋭縁歯です．とくに上顎第四小臼歯および下顎第一大臼歯の特殊化が著しく，ほかの臼歯に比べて巨大で裂肉歯（写真矢印）といわれています．

閉口時，上顎裂肉歯の広い舌側面と下顎裂肉歯の頬側面が後方から前方へ緊密に接触しながら，肉を断ち切ります．ちょうど，ハサミのように肉を切断し，食物が飲み込める大きさになったら，飲み込みます．これは肉が消化効率のよい食物であるからで，イヌを飼っている人ならよくみるイヌの日常の食餌風景です．イヌは飼い主ががっかりするほどかみません．

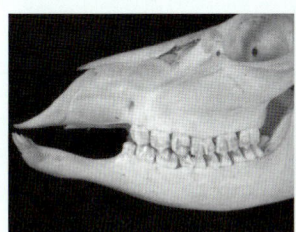
ダマジカの上下顎

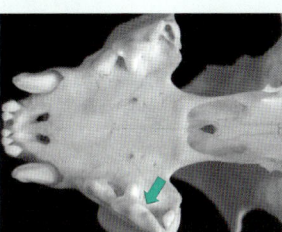
ネコの上顎

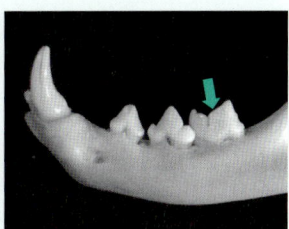
ネコの下顎

Column　オスの歯，メスの歯

　一次性徴以外の外部形質にみられる性差を性的二型とよび，性的に成熟する過程で現れる差をいいます．たとえば，哺乳類の体格はオスがメスより大きいことが多く，ヒトの場合も約一割大きいとされています．歯の大きさにも性的二型が認められ，男性のほうが女性より大きい永久歯をもっています．第三大臼歯を除けば，永久歯の歯冠が完成するのは2〜3歳（第一大臼歯）から7〜8歳（第二大臼歯）の間ですが，二次性徴が発現する平均的な時期は男子11歳半，女子9歳9カ月ですので，ヒトの歯の性的二型は二次性徴が現れる以前に決まっていることになります．また，女子の二次性徴が男子より早く出現することにも関連して，永久歯は女子のほうが男子より早く萌出します．

　ヒトの歯の大きさの性的二型が最も大きい歯は上下顎の犬歯です．

　哺乳類では，オスの犬歯がメスより発達する例はしばしばみられ，繁殖行動の際に，オス同士の力の誇示に用いられています．すなわち，性的二型は配偶者をめぐる競争の結果生じるのであって，繁殖方法が相手を決めず，同種の個体が集まって精子と卵を放出するような動物では，性的二型は小さくなります．発達した犬歯は攻撃用あるいは護身用にも用いられます．たとえば，イノシシのオスの犬歯は歯根が形成されず，一生涯伸び続ける歯（常生歯）であるのに対し，メスの犬歯は早い時期に歯根が完成され，成長が停止するため，性的二型が大きくなります（図1-26参照）．オスの犬歯は性的ディスプレイ用あるいは護身用の二次性徴といわれています．

　極端な歯の性的二型をもつものに北極圏に棲息するクジラの一種のイッカクがいます．イッカクのオスの上顎左側側切歯は前方へ長く突き出て牙になりますが，メスにはありません．イッカクの体長は最大4.5 mであるにもかかわらず，牙の長さが3 mに及ぶものもいます．牙は感覚器官としても使われますが，メスにはないことから，繁殖期にオスがこの牙を立てて長さを競い，オス同士の優劣を決めるために用いるとされています．

　草食動物では草などの咀嚼に不可欠な下顎の側方運動の障害になるので，犬歯の発達は許容されません．そのため，草食動物のオスには犬歯の代わりに角が発達することが多いのです．とくにシカの角はオスのみにあり，角は春先に生えはじめ，繁殖期の秋に成長を終えます．角は配偶者やえさ場の取り合いのときの威嚇や闘争の武器として，また集団での地位の確認などに用いられます．対称的で立派な角はメスの気を引くようです．

　肉食動物では発達した犬歯はオスでもメスでも獲物を得るために必要であるので，性的二型は小さくなります．

　他方，サルの犬歯の性的二型は大きくなります．オスの犬歯は高位に位置し，鋭く，歯列から突出するのに対し，メスの犬歯は低位にあり，尖頭の高さは切歯や小臼歯とさほど変わりません．したがって，サルの雌雄は犬歯の大きさで決めることができます．オスの犬歯は群れのなかで，ほかのサルに対する威嚇や闘争の武器として，あるいは性的ディスプレイに使うとされています．このため，一夫一妻制のサルの性的二型ははっきりせず，一夫多妻制のサルで大きい傾向があります．その一方，発達した犬歯により下顎の側方運動は制限され，食物のすりつぶし機能には都合が悪く

なります．その結果，ヒトでは犬歯が小さくなり，側方運動が可能となり，すりつぶし機能に適応するようになりました．したがって，ヒトの犬歯の性的二型は小さいものの，それでもほかの歯種に比べると大きいのが特徴です．

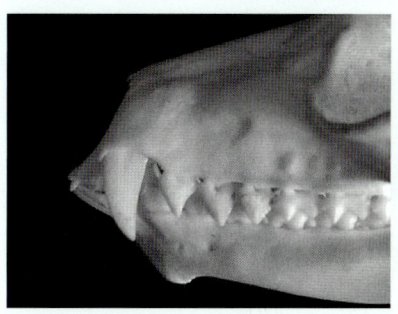

ワオキツネザル（オス）

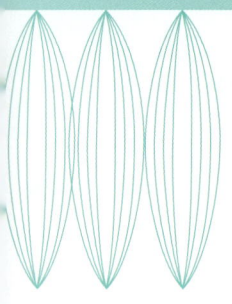

2章 永久歯

I 切歯

切歯は口唇に面し，上下顎，左右側に2本ずつ計8本あり，食物を捕え，かみ切る働きがある．また，発音や容貌にも重要な役割を果たす．

切歯は大工道具のノミに似たくさび形の歯冠と，1本の円錐形の歯根からなる．

1. 歯冠

歯冠は不正方形の唇側面と舌側面，ほぼ二等辺三角形の近心面と遠心面の4面でつくられる．唇側面と舌側面は斜めに接合し，**切縁**（incisal edge）になる（図2-1）．

1）唇側面

唇側面の概形は，切縁側で大きく歯頸側に向かうにしたがって幅径が小さくなる上下に長い台形である（図2-2）．この台形はすべての歯の唇（頰）側面の概形であるが，歯冠の幅径の大きい大臼歯では，幅径が高径より大きい台形である．唇側面の限界は近心縁，遠心縁，切縁，歯頸縁の4つの縁に区分される．

切縁は水平ではなく，近心から遠心に向かって歯頸側にやや傾斜する（図2-3）．切縁には**切縁結節**（mamelon, papilla of incisal edge）という弧状の隆起が近遠心方向に3個並ぶ．この結節は歯の萌出後しばらくはみられるが，数年後には

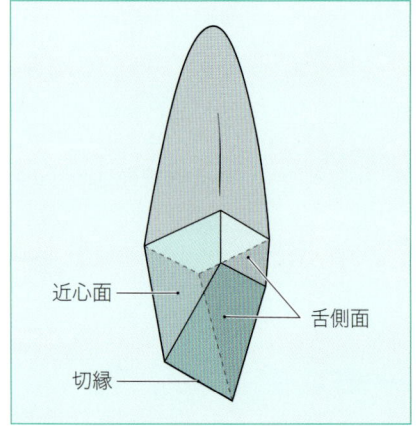

図2-1 切歯の概形（上顎切歯を近心舌側からみたところ）

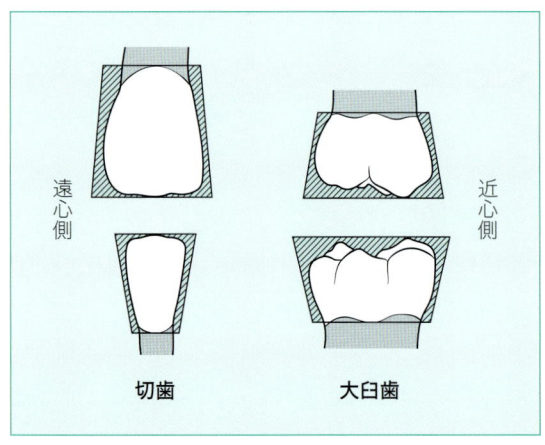

図2-2 切歯と大臼歯の唇・頰側面（上：上顎，下：下顎）

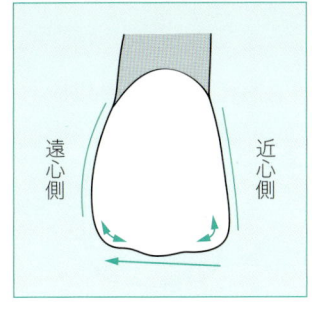

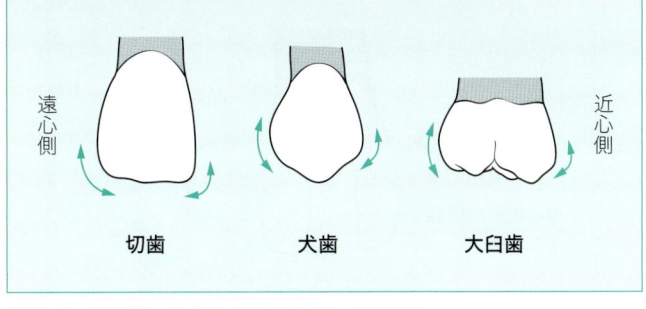

図2-3　切歯唇側面の概形と隅角徴（上顎右側中切歯）

図2-4　隅角徴（上顎右側の歯の唇・頬側面）

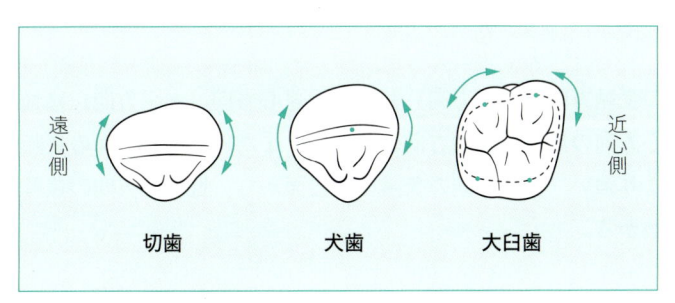

図2-5　彎曲徴（上顎右側）

対合する切歯の切縁と互いに咬耗，消失し，切縁はほぼ直線になる．

唇側面の近心縁は直線に近いが，遠心縁は側方にやや凸彎した弧を描く．

歯頸縁（線）は歯根側に向かって強く凸彎し，近・遠心縁との3つの縁で全体としてU字形を示す．

切縁の歯頸側への傾斜と遠心縁の側方への凸彎により，切縁と遠心縁（面）でつくる遠心隅角（遠心切縁点角）は切縁と近心縁（面）でつくる近心隅角（近心切縁点角）より丸みを帯びる．近心隅角と遠心隅角の間にみられるこの差は，切歯だけでなくほかの多くの歯にもみられ，これを**隅角徴**（angle symbol）という（**図2-4**）．すなわち，唇（頬）側面において，近心隅角は鋭く突出するのに対し，遠心隅角は鈍円であるという特徴がある．

歯冠を切縁からみると，唇側面と隣接面との移行部の彎曲度は近心側と遠心側では異なり，近心面との移行が遠心面との移行より鋭い．この差は，切歯だけでなく上顎第一小臼歯を除くほかの多くの歯にもみられ，これを**彎曲徴**（curve symbol）という（**図2-5**）．臼歯の場合は咬合面からみて，頬側面と隣接面との移行の差をみる．上顎第一小臼歯のみは，頬側面から遠心面への移行が近心面への移行より鋭い（逆彎曲徴）．

唇側面には上下に走る3本の**唇側面隆線**（近心，中心，遠心唇側面隆線）と各隆線の間に2本の浅い**唇側面溝**（近心，遠心唇側面溝）がある（**図2-6**）．3本の唇側面隆線の発達程度には変異が認められ，唇側面が均一に豊隆するものから，逆に凹面を示すものまでさまざまな移行形がみられる．

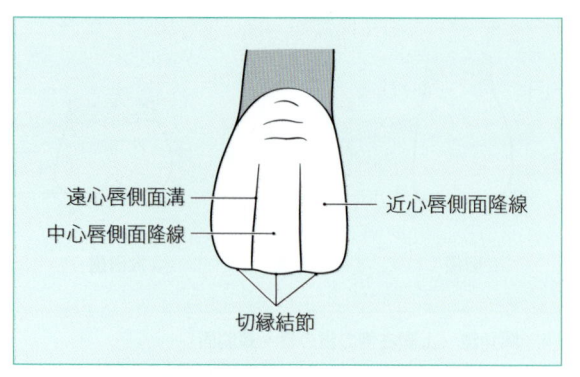

図 2-6　切歯唇側面の浮彫像（上顎右側中切歯）

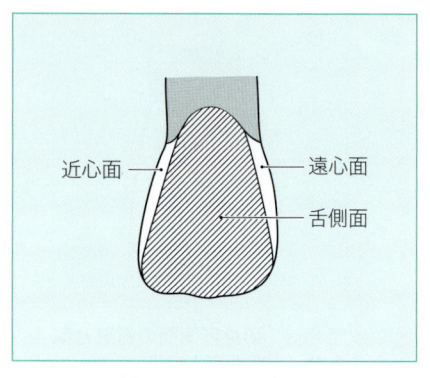

図 2-7　舌側面からみた輪郭と本来の舌側面（上顎右側中切歯）

唇側面は，歯の長軸方向（鉛直方向）および近遠心方向（水平方向）に軽度に豊隆するが，近遠心方向の豊隆が長軸方向より強い．また，近遠心方向の豊隆は近心半部で遠心半部より強い．長軸方向の豊隆は隣接面から，近遠心方向の豊隆は切縁からみるとよくわかる．

2）舌側面

舌側面の概形は，近心縁と遠心縁が歯頸側に向かって急速に近づくため，三角形に近い（図 2-7）．唇側面の輪郭が歯頸縁，近・遠心縁の 3 つの縁で U 字形を示すのに対し，舌側面は V 字形に近い．したがって，歯冠を舌側からみると，舌側面だけでなく隣接面の一部もみえる．このように，歯冠とくに厚径の大きい歯頸部で，歯冠は唇側から舌側に向かって狭窄するが，これはほかの前歯にもみられ，前歯がアーチを描いて配列するために必要な形態である．

舌側面の近心縁および遠心縁は線状に隆起し，それぞれ**近心辺縁隆線**，**遠心辺縁隆線**をつくる（図 2-8）．隆線の走向は近心辺縁隆線がほぼまっすぐであるのに対し，遠心辺縁隆線は彎曲し，形態は近心辺縁隆線が狭く鋭いのに対し，遠心辺縁隆線は太く鈍い．

2 本の辺縁隆線は歯頸側に向かってしだいに近づき，歯頸部で合流して舌側面歯頸隆線（**基底結節**，basal ridge）をつくる．舌側面歯頸隆線の発達程度には変異が認められ，単なる歯頸部の隆起にすぎないものから咬頭様のもの，さらにその頂点が認められるものまでさまざまな移行形がみられる．

これら 3 本の隆線（結節）で囲まれた領域はへこみ舌側面窩をつくる．舌側面窩の底面は平坦ではなく，唇側面の隆線や溝を写しとったような上下に走る 3 本の舌側面隆線（近心，中心，遠心舌側面隆線）と各隆線の間に 2 本の浅い舌側面溝（近心，遠心舌側面溝）がある．

舌側面歯頸隆線から舌側面窩に向かう 1～3 個の棘のような突起がみられることがあり，この突起を**棘突起**（きょくとっき）という．前歯では上顎犬歯にもみられる．

3）隣接面

隣接面の概形は，切縁を頂点とするほぼ二等辺三角形で唇側縁，舌側縁，歯頸縁

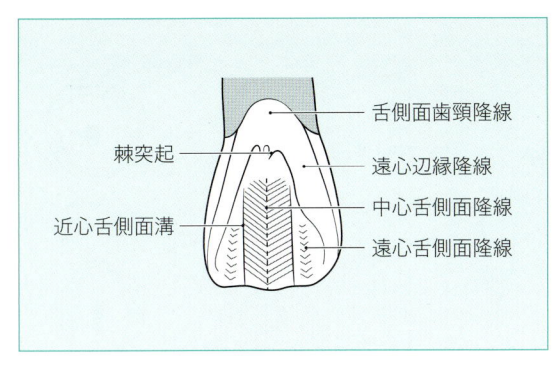

図2-8 切歯舌側面の浮彫像（上顎右側中切歯） 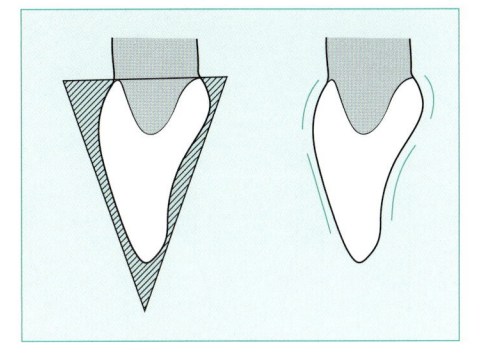　　図2-9 切歯隣接面の概形（上顎右側中切歯）

の3縁を区別する（図2-9）．唇・舌側面からみると，近心面と遠心面は平行ではなく，切縁側から歯頸側に向かって中央に傾き2つの面は互いに近づく（図2-6, 7参照）．

隣接面の唇側縁は全体に軽度に凸彎するのに対し，舌側縁は舌側面歯頸隆線の豊隆に一致する凸彎と，中央部では逆にやや凹彎する2つの弧を描く（図2-9）．

近心面，遠心面の歯頸縁（線）はいずれも切縁側に強く凸彎するが，近心面の凸彎が遠心面より強い．また，隣接面は平面ではなく，歯の長軸方向および唇舌方向に軽度に豊隆し，遠心面の豊隆が近心面より強い．

2. 歯　根

単根歯であり，形は近遠心的に圧平された円錐形である．近心面に上下に走る隆線がみられることが多い．

歯を唇側からみると，歯根の長軸の延長線と切縁に引いた接線がつくる角度は，近心側と遠心側では異なり，近心側は鈍角，遠心側は鋭角である（図2-10）．近心側と遠心側の間にみられるこの角度の差は，切歯だけでなくほかの多くの歯にもみられ，これを**歯根徴**（root symbol）という．この特徴は切縁が近心から遠心に向かって歯頸側に傾斜すること，多くの歯の歯根が，根尖側1/3付近で遠心に傾くことによって現れる特徴である．したがって，切縁が水平に走り，歯根がほぼまっすぐな下顎中切歯に歯根徴は認められない．犬歯および臼歯では近心隅角と遠心隅角を結ぶ線分，あるいは頰側に複数の咬頭がある大臼歯では各咬頭頂を結ぶ線分と歯根の長軸の延長線がつくる角度を比較する．

歯根徴と先に述べた隅角徴，彎曲徴とをミュールライターの3表徴（3歯徴）という（p.19参照）．いずれも歯の近心半部が遠心半部より発達することによって現れる近・遠心の形態の違いである．これらの特徴により，歯の近心と遠心が決定され，歯の左右側の鑑別ができる．

歯根歯頸部の水平断面の形は，三角形（上顎中切歯）から近遠心的に圧平された卵円形（上顎側切歯），さらに強く圧平された長円形（下顎切歯）である（図2-11）．

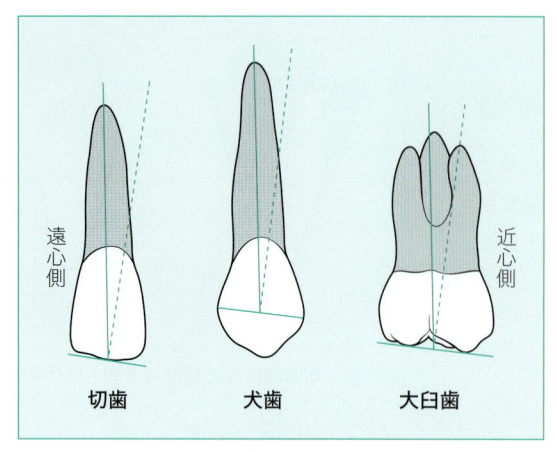

図2-10　歯根徴（上顎右側の歯を唇・頬側からみたところ）
破線は切縁に下ろした垂線

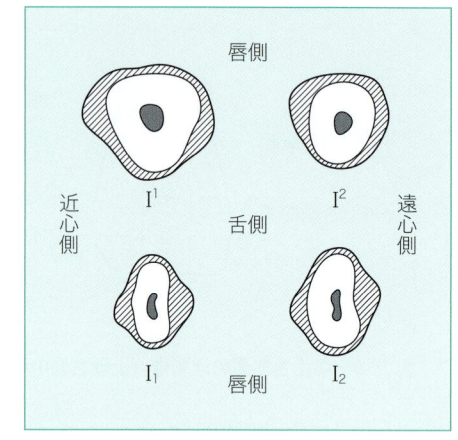

図2-11　切歯歯頸部水平断面

3. 歯髄腔

　歯の概形に一致したくさび形の髄室と円錐形の根管に分かれる．単純根管の場合，髄室は明瞭な境なく根管へ移行するので，根管口ははっきりしない．
　萌出直後の歯では，3個の切縁結節に相当する3つの髄室角がみられる．
　根管はほとんど単純根管であるが，近遠心的に強く圧平された下顎切歯の歯根には，根管が唇側と舌側に分かれる分岐根管もみられる．

II　各切歯の特徴

　切歯の大きさや形態は，上顎歯と下顎歯の間，また，中切歯と側切歯の間でも異なる（図2-12, 13）．各切歯の比率の相違をみるために，上顎中切歯の各部の大きさを100としたときのほかの切歯の値を片対数にしてグラフで示す（図2-14）．近遠心径は歯頸部の唇（頬）舌軸（歯冠を近・遠心半部に2分する仮想線）に対し直角に測った歯冠の最大幅径，唇（頬）舌径は歯冠の近遠心軸（歯冠を唇（頬）・舌側半部に2分する仮想線）に対し直角に測った歯冠の最大厚径である．歯冠長あるいは歯根長は歯の長軸（歯の中央部を上下に貫く仮想線）上に投影した最大高径であり，全長は歯冠長と歯根長を加えた値である．

1. 上顎中切歯（第一切歯）（図2-15）

　切歯の基本的形態をそなえている．
　歯冠の大きさが最も大きい切歯である．切歯の歯冠の大きさの違いは，主に近遠心径の違いである．したがって，近遠心径がほかの切歯に比べてきわめて大きく，唇・舌側面隆線や辺縁隆線の発達もよく，唇・舌側面溝も深い．
　歯頸線も強く凸彎し，その程度は切歯のうちで最も強い．歯頸線の歯根側への最

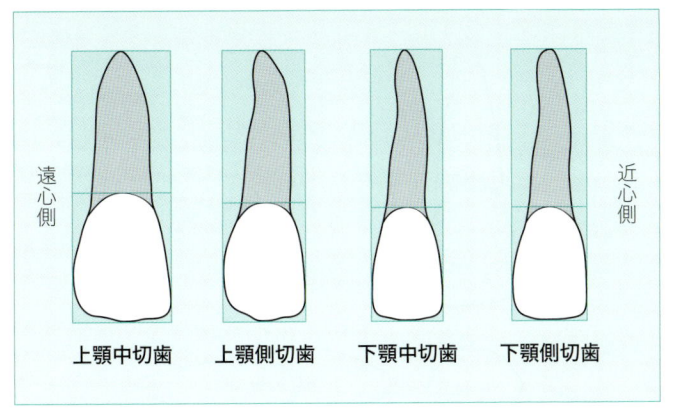

図2-12 各切歯の形態の比較（全長が同じになるようにして，唇側面からみたところ）

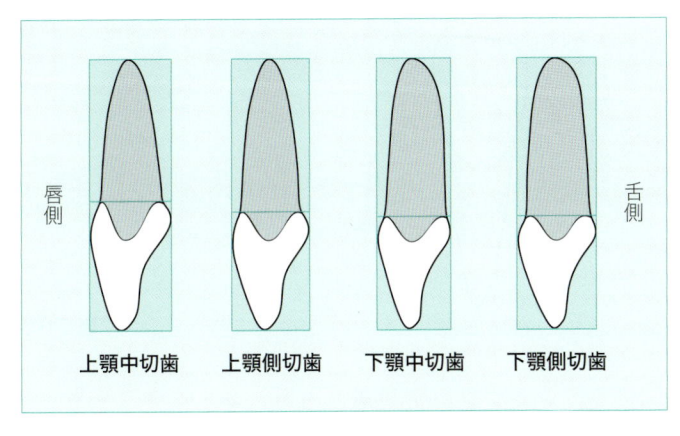

図2-13 各切歯の形態の比較（全長が同じになるようにして近心面からみたところ）

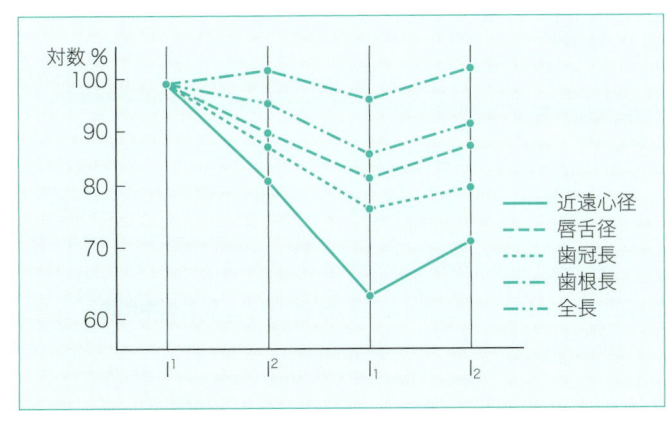

図2-14 切歯の相対的大きさ（上顎中切歯の計測値を100とした場合，ほかの切歯の計測値を片対数グラフで示した）

　突出部における水平断面の形は角のとれた三角形に近い．3辺は唇側，近心舌側，遠心舌側にあり，近心舌側辺がほぼ直線であるのに対し，遠心舌側辺はわずかにくぼんでいる（図2-11）．
　歯根の水平断面の形も角のとれた三角形に近く，唇側面，近心舌側面，遠心舌側面の3面を区別し，単根である．
　唇側面の形態には変異が認められ，近遠心方向への豊隆が強いもの，豊隆が弱く平面に近いもの，さらに，近心縁および遠心縁が強く線状に隆起し，中央部が逆に

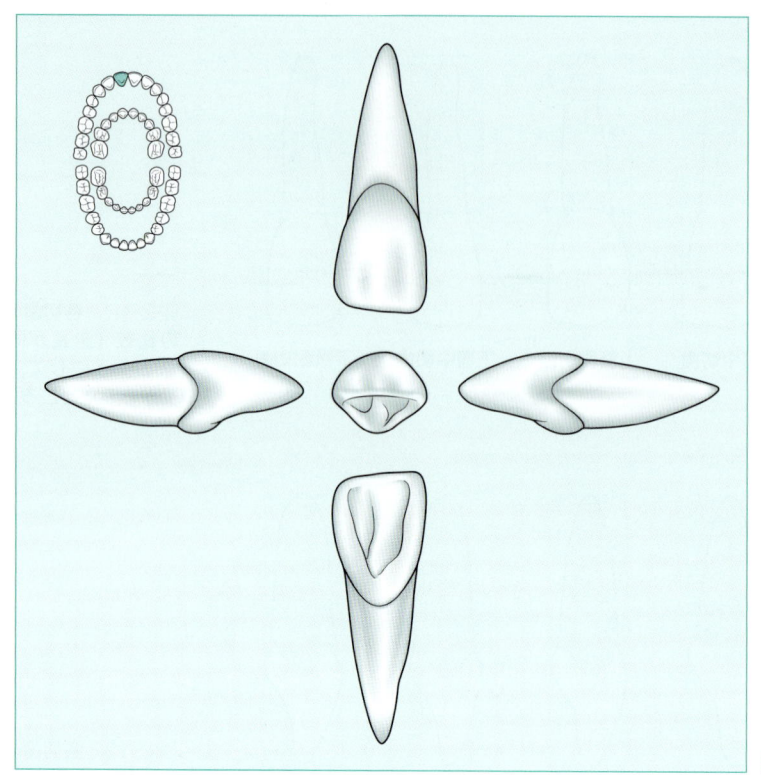

図 2-15　上顎右側中切歯

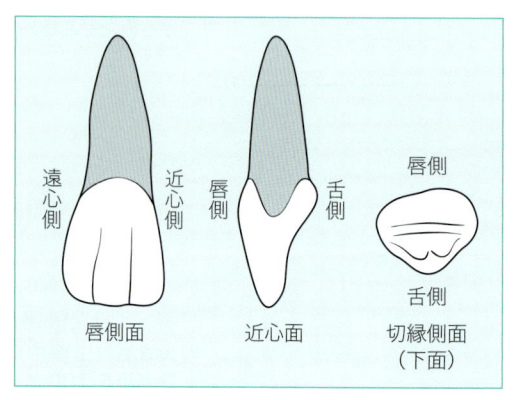

図 2-16　上顎右側中切歯

陥凹するものまでさまざまである（図 2-16）．唇側面の近・遠心縁に発達した隆線があり，隆線の間が深く陥凹する切歯を**複シャベル型切歯**という（図 2-17）．
　上顎切歯では，舌側面の近・遠心辺縁隆線の発達がよく，舌側面窩が深いことが多い．この形は工事に使う先の平らなシャベルに似ているので**シャベル型切歯**という（図 2-18）．

　シャベル型切歯や複シャベル型切歯の出現頻度には人種差が認められ，いずれの形質も日本人を含むモンゴロイド人種（黄色人種）に出現率が高く，コーカソイド人種（白色人種）やニグロイド人種（黒色人種）では低い．上顎切歯が，屋根のひ

図2-17 複シャベル型切歯

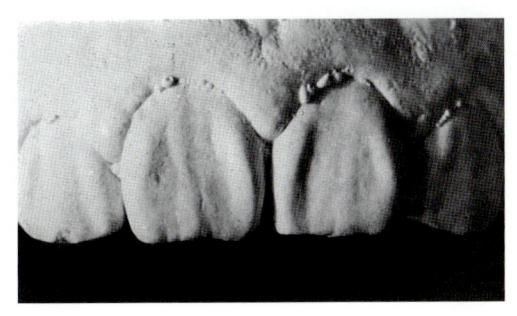

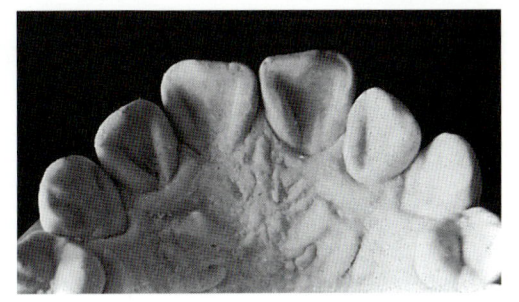

図2-18 シャベル型切歯

さしのように唇側に向かって傾斜する屋（根）状咬合が，モンゴロイド人種に多い要因の1つは，発達したシャベル型切歯の出現率が高いことによるとされる．

蒙古人種で高い出現頻度を示す歯の形態的特徴があり，これを類蒙古形質群（mongoloid dental complex）という．これには，複シャベル型切歯（上顎1，2），シャベル型切歯（上顎1，2），唇（頰）側面辺縁隆線の発達（上顎C，P），介在結節（4），発達良好な下顎第一小臼歯舌側咬頭，遠心咬頭（下顎6，7），下顎大臼歯第6咬頭（下顎6，7），プロトスタイリッド（下顎6）がある．

2. 上顎側切歯（第二切歯）（図2-19）

上顎中切歯に比べて退化傾向が強い．歯は退化することによって大きさが縮小し，形態は単純になる．歯冠の大きさは上顎中切歯に比べてとくに近遠心径が小さい．それに対して，歯冠長の差は近遠心径の差ほど大きくないため，側切歯は中切歯より細長くみえる（図2-20）．

形態は中切歯に比べて単純になり，全体的に丸みを帯びる．また，退化の程度は歯の近心半部と遠心半部では異なり，遠心の退化が近心よりかなり大きい．そのため，歯冠の近心半部と遠心半部の形は非対称になり，非対称性が最も大きい切歯である．上顎側切歯の特徴のほとんどすべては，この歯の退化傾向が大きいことによって現れる形態である．

1）歯 冠

唇側面の4つの縁は，いずれも中切歯に比べて彎曲が強く，唇側面の輪郭は丸みを帯びる．とくに切縁は近心から遠心に向かって歯頸側に強く傾斜する弧を描く．そのため，遠心隅角（遠心切縁点角）は近心隅角（近心切縁点角）よりきわめて鈍円であり，隅角徴，歯根徴が明らかである．唇側面は全体として強く豊隆し，また，隣接面への移行が中切歯より自然で丸みを帯び，近・遠心唇側線角がはっきりしない（図2-21）．

舌側面窩が歯頸側に向かって深くとがり，舌側面歯頸隆線のなかにもぐり込んで小窩をつくることが多い（図2-22）．この小窩を盲孔（foramen caecum）といい，上顎側切歯の出現率60%は中切歯の10%よりはるかに高い（藤田）．

舌側面歯頸隆線と近・遠心辺縁隆線との境界部の片側あるいは両側に，舌側面歯

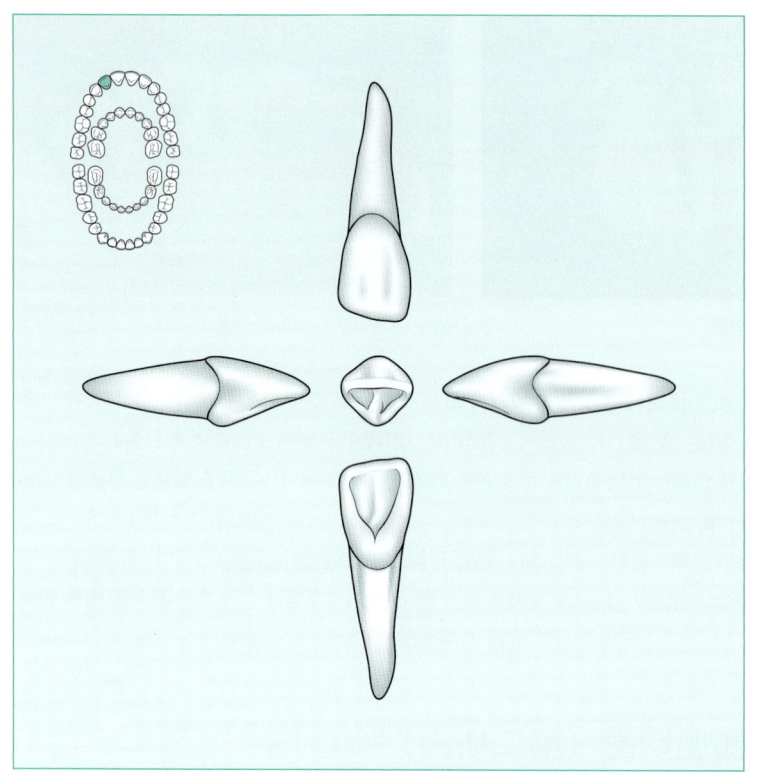

図2-19　上顎右側側切歯

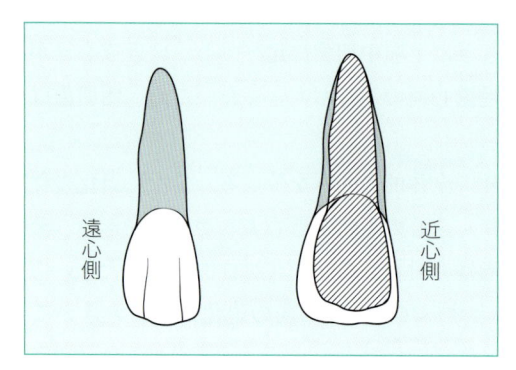

図2-20　上顎右側側切歯唇側面（右側は中切歯との比較）

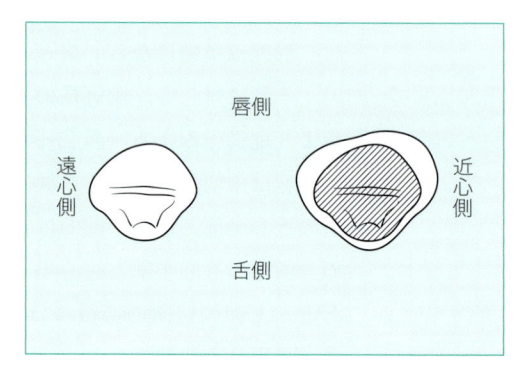

図2-21　上顎右側側切歯切縁側面（右側は中切歯との比較）

　頸隆線と辺縁隆線を分断するような鋭い切れ込みがみられることがある．この切れ込みは舌側面窩から歯頸線に向かって斜めに走るので**斜切痕**（linguogingival fissure）といい，歯頸線を超え歯根にまで延長することもある（図2-23）．斜切痕は上顎側切歯の50％にみられるが，中切歯では10％みられるにすぎず，盲孔とともに上顎側切歯に特徴的に現れる形質である．

　切縁が近心から遠心に向かい歯頸側へ強く傾斜し，近心面が平面的であるのに対して遠心面は豊隆するため，近心面は遠心面より高く切縁側にあり，面積は遠心面より大きい．この差は上顎側切歯だけでなくほかの多くの歯にもみられ，これを**歯面徴**（surface symbol）という（図2-24）．

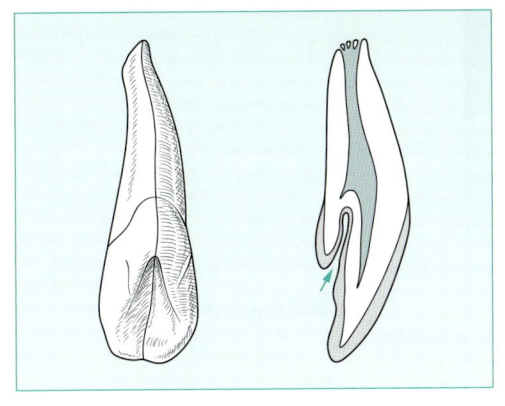

図 2-22　盲孔（藤田恒太郎）

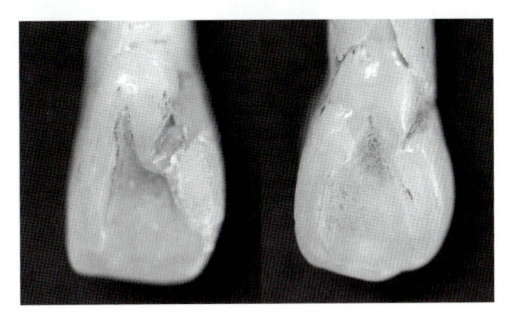

図 2-23　斜切痕

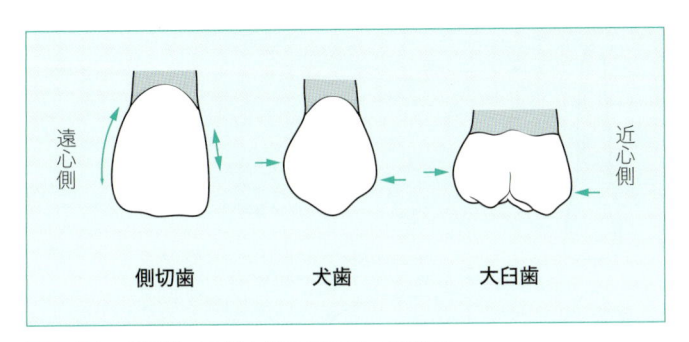

図 2-24　歯面徴（上顎右側の歯の唇・頰側面）

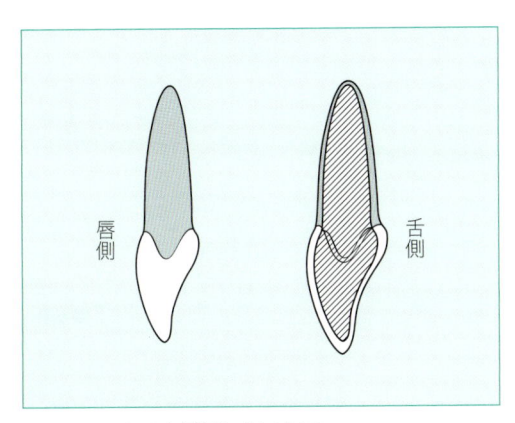

図 2-25　上顎右側側切歯近心面
右側は中切歯との比較

2）歯　根

　歯根は円錐形であり，中切歯よりやや長い．歯根歯頸部の水平断面の形は，中切歯の三角形の唇側を近遠心的に圧平した卵円形である（図 2-25）．

3）退化形

　ヒトの歯は退化器官に属し，進化とともに歯の大きさは縮小し，形態は単純になる．退化傾向の最も大きな歯は第三大臼歯であるが，上顎側切歯はそれに次いで大きい．退化傾向の大きな形質は個体変異の大きい形質でもあり，側切歯には矮小歯

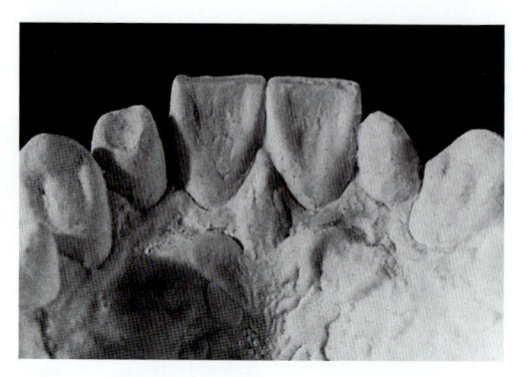

図 2-26　上顎側切歯の退化形（舌側からみたところ）

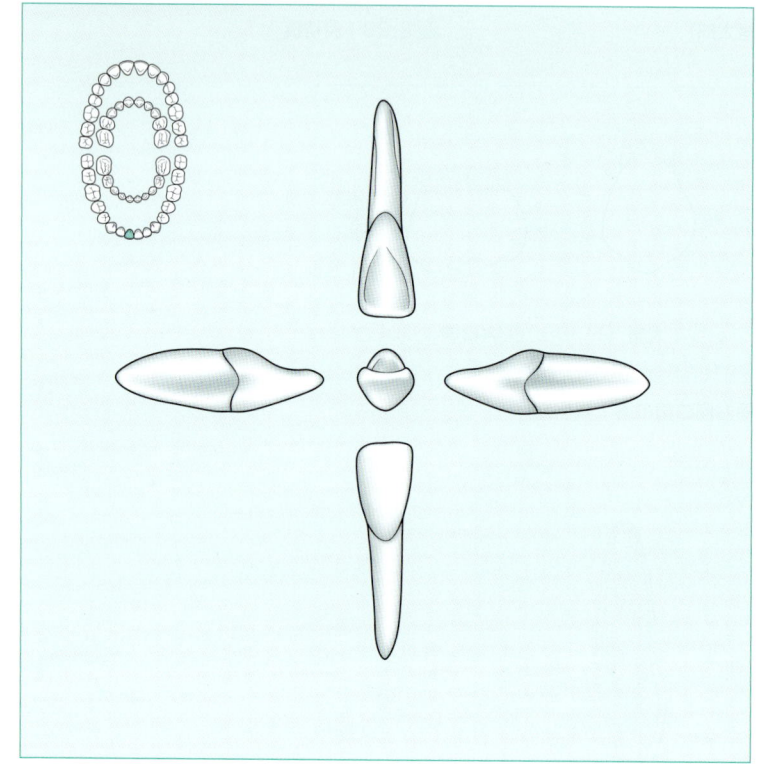

図 2-27　下顎右側中切歯

のほかに樽状の円筒歯，歯頸部に底を置く円錐形の円錐歯など多くの退化形がみられ，さらに退化が進むと欠如（約1.4％）する（図 2-26）．

3. 下顎中切歯（第一切歯）（図 2-27）

上顎切歯に比べて以下の点が異なる．

（1）歯冠の大きさが最も小さい切歯であり，とくに歯冠近遠心径が小さい．歯冠長も上顎切歯より小さいが，その差は近遠心径の差より小さく，下顎中切歯は上顎切歯に比べて細長く，すらっとしてみえる（図 2-28, 29）．

（2）歯の近心半部と遠心半部の間に大きさや形態の差がほとんどなく，ほぼ同形，同大である．切縁も水平に経過し，上顎切歯にみられる隅角徴，歯根徴はほと

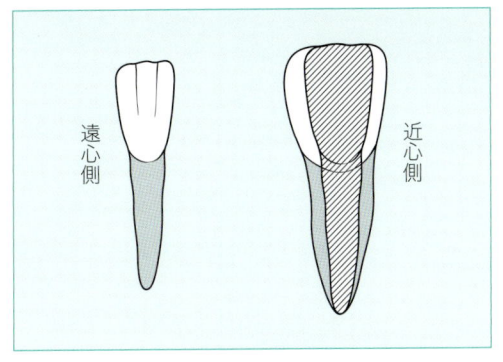

図 2-28　下顎右側中切歯唇側面
右側は全長が同じになるようにして上顎中切歯と比較した

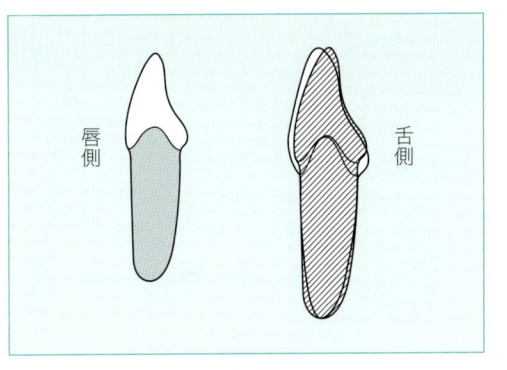

図 2-29　下顎右側中切歯近心面
右側は全長が同じになるようにして上顎中切歯と比較した

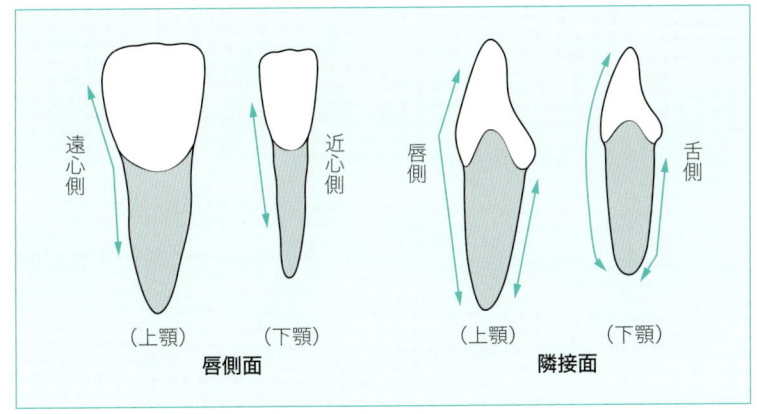

図 2-30　上下顎中切歯の比較

んど認められない．そのため，この2つの特徴から歯の近心と遠心を決定することは困難である．

　(3) 唇側面の近心縁および遠心縁の根尖側への延長線は根尖までほぼ直線的に経過し，上顎切歯のように歯頸部で屈曲しない（図 2-30）．

　(4) 隆線，結節の発達が上顎切歯より悪く，溝も浅く歯冠表面の凹凸が少ないため，歯面は平面的にみえる．舌側面窩の形は浅くなだらかな凹面であり，シャベル型切歯はほとんどみられない．

　(5) 歯冠近遠心径と同様に，歯根の幅径も小さく，歯根の水平断面の形は上顎切歯の三角形あるいは卵円形を近遠心的に圧平した長円形である．

　　歯根の近心面に上下方向に走る隆線がみられ，遠心面には逆に浅い溝がある．歯根の近・遠心面にみられるこの差は，ミュールライターの3表徴がみられないこの歯の近心と遠心を決定するうえで重要な形態である．隆線が発達しているものは40%，近・遠心面に差がみられるものが35%ある（藤田）．

　　下顎切歯は単純根管がほとんどで，上顎切歯と同じであるが，歯根が近遠心的に

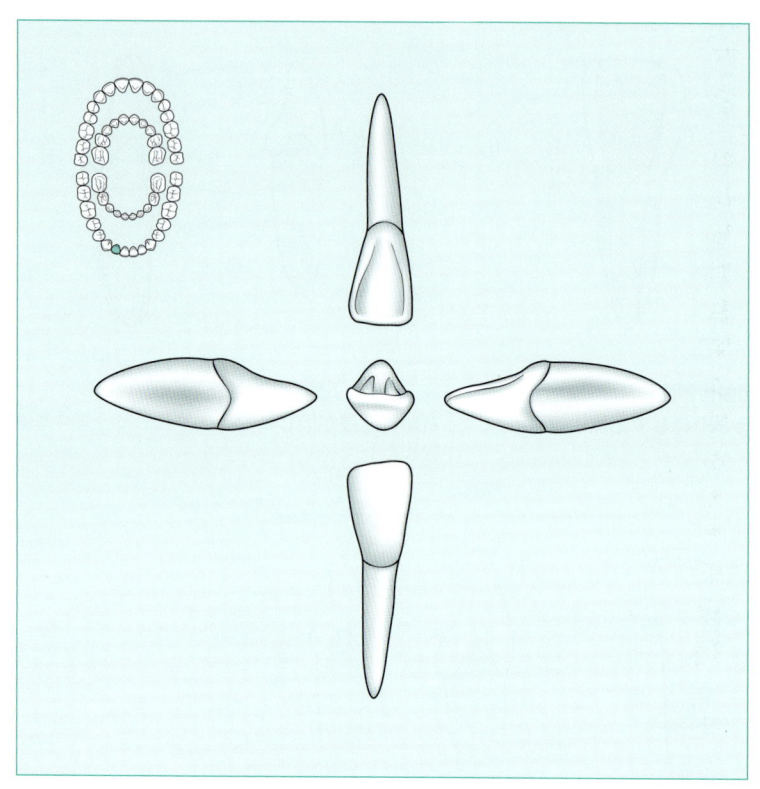

図 2-31　下顎右側側切歯

圧平されることにより，根管が唇側と舌側の 2 本に分かれる分岐根管もみられる．

4．下顎側切歯（第二切歯）（図 2-31）

下顎中切歯の形態とよく似るが，以下の点が異なる．
（1）大きさは中切歯より，とくに近遠心径が大きい．
（2）近心半部と遠心半部の発達程度に差があり，近心の発達が遠心よりよい．そのため，切縁は近心から遠心に向かって歯頸側に傾斜し，ミュールライターの 3 表徴が認められる（図 2-32）．
（3）切縁からみると，切縁は唇舌軸と直角には交わらず，近心唇側から遠心舌側に向かって斜めに交わる（図 2-33）．それに対して，中切歯の切縁は唇舌軸と直交し，近遠心軸と一致する．このため，中切歯の歯冠は歯根にまっすぐのっているようにみえるが，側切歯の歯冠はねじれてのっているようにみえる．
（4）歯根の近心面を縦走する隆線や遠心面の溝の出現頻度は中切歯より高く，その程度も強い．

III　犬　歯

犬歯は切歯と小臼歯の間，安静位では口角付近にある．アーチを描いて配列する切歯からほぼ直線的に配列する臼歯の移行部にあり，**隅角歯**ともいう．上下顎，左

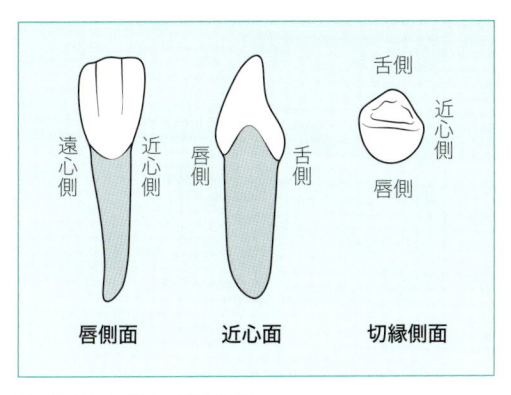

図2-32 下顎右側側切歯

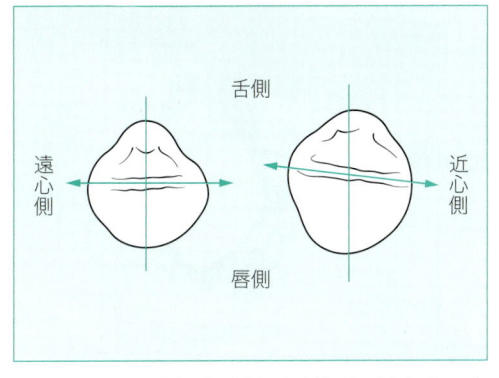

図2-33 下顎中切歯（左）と側切歯（右）とにおける切縁の走り方の比較（切縁側からみたところ）

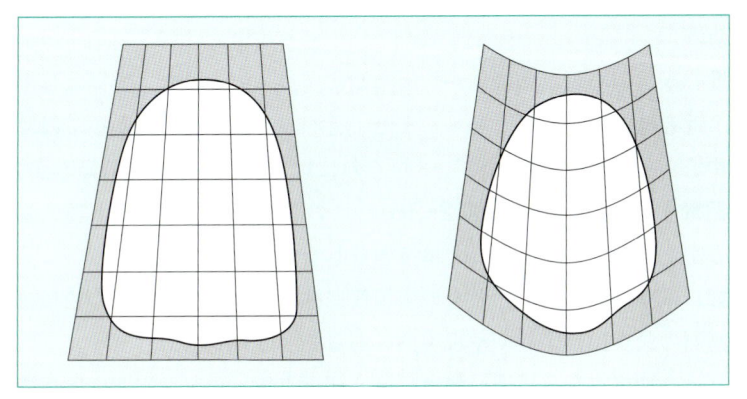

図2-34 切歯と犬歯との歯冠唇側面の形態の関係
座標変換法によって両者の関係を示した

> * 座標変換法とは，2つの形態を座標におさめ，一方の軸を圧縮あるいは伸張して両者を関係づける方法である．座標のゆがみによって，成長能の分布の相違を説明することができる（清水）．

右側に1本ずつ計4本ある．

　イヌなどの肉食動物でよく発達し，この歯を獲物の首すじに突き立てて獲物を殺す．草食動物では退化し，切歯のような形になるか，欠如することが多い．犬歯の歯冠は中央部が辺縁部より著しく発達し，その結果，切縁の中央部が三角錐状に突出する．この形は切縁が直線的に経過する切歯とは異なるが，切歯から犬歯への形態の推移は座標変換法*を用いて導くことができる（図2-34）．

　歯根は円錐形の単根で，切歯と同じである．

1. 歯　冠

　歯冠は唇側面，舌側面，近心面，遠心面の4面でつくられ，切歯と同じである．

1）唇側面

　切歯で一線であった切縁は中央付近で鋭く屈曲し，近心と遠心の2本の切縁に分かれる．そのため，唇側面の概形は，切歯の不正方形から不正五角形となり，近心切縁，遠心切縁，近心縁，遠心縁，歯頸縁の5つの縁を区別する（図2-35）．近心切縁は遠心切縁よりゆるやかに経過し，遠心切縁より短い．切縁の突出部を**尖頭**といい，尖頭は歯冠中央よりやや近心寄りにある．

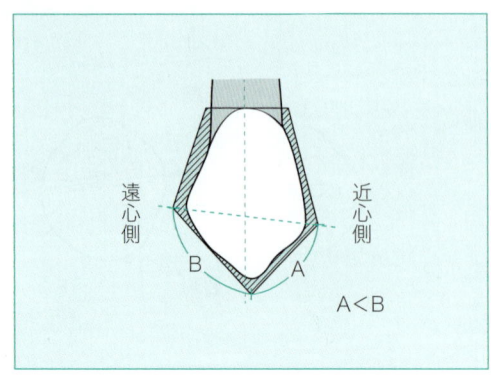

図2-35　犬歯唇側面の概形（上顎右側犬歯）

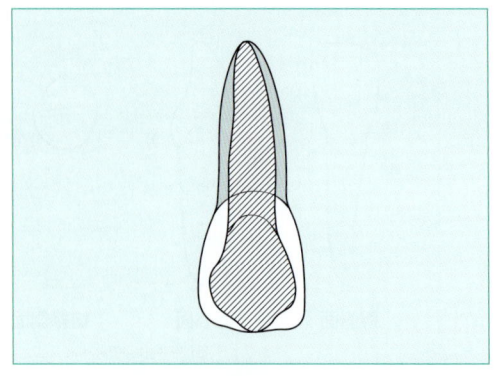

図2-36　切歯と犬歯の唇側からみた概形の比較（上顎右側中切歯と上顎右側犬歯を全長が同じになるようにして比較した）

　唇側面の近心縁と遠心縁は切縁側から歯頸側に向かって近づき，幅径はしだいに小さくなる．近心縁は遠心縁より長く，また，近心縁が歯頸側に向かってほぼ直線的に歯冠の中心方向（歯の歯軸方向）へ傾くのに対し，遠心縁はその傾きが強く，中心方向へ凹彎することが多い（図2-36）．この2つの縁の違いは上顎犬歯では明らかであるが，下顎犬歯ではさほどはっきりしない．
　歯頸縁（線）は唇側面，舌側面ともに歯根側に強く凸彎し，唇側面の歯頸縁の最突出点は舌側面の最突出点よりやや根尖側にある．
　近心隅角（近心切縁点角）は**遠心隅角**（遠心切縁点角）より突出し，隅角徴が認められ，近心隅角は遠心隅角より切縁側にある．
　唇側面には上下に走る3本の**唇側面隆線**（近心，中心，遠心唇側面隆線）と各隆線の間に2本の浅い**唇側面溝**（近心，遠心唇側面溝）があり，切歯の基本形と同じである．しかし，切歯の3本の唇側面隆線の発達程度はほとんど同じであるが，犬歯には差があり，中心唇側面隆線の発達が両側の近・遠心唇側面隆線よりきわめてよい．中心唇側面隆線は歯冠の全長にわたって縦走し，その幅は歯冠幅の1/2を占める．したがって，近・遠心唇側面溝は，切歯よりそれぞれ近心縁，遠心縁に近い位置にある（図2-37）．
　また，中心唇側面隆線は切縁部より歯冠の上下的中央部で発達するため，中央部は歯冠の長軸方向（鉛直方向）および近遠心方向（水平方向）へともに強く豊隆し，とくに近遠心方向の豊隆が強い．また，近遠心方向の豊隆は近心半部で遠心半部より強く，したがって，歯冠の最大豊隆部は中央より近心寄りにある．長軸方向の豊隆は隣接面から，近遠心方向の豊隆は切縁からみるとよくわかる．
　歯冠を切縁からみると，唇側面と近心面との移行が遠心との移行より鋭く彎曲徴が認められる．

2）舌側面

　舌側面の概形は，近心縁と遠心縁が歯頸側に向かって急速に近づくため，ひし形になる．したがって，歯冠を舌側からみると，舌側面だけでなく隣接面の一部もみ

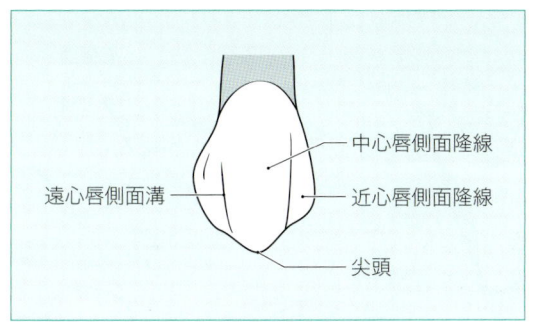

図 2-37　犬歯唇側面浮彫像（上顎右側犬歯）

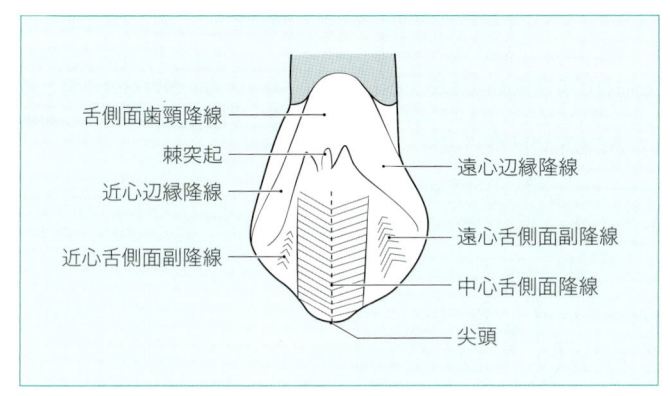

図 2-38　犬歯舌側面浮彫像（上顎右側犬歯）

え，切歯と同じである（図 2-38）．

　また，舌側面にみられる浮彫像も切歯の基本形と同じであり，2本の**辺縁隆線**（近心，遠心辺縁隆線）と舌側面歯頸隆線，隆線に囲まれ陥凹する**舌側面窩**，その底に3本の舌側面隆線（近心，中心，遠心舌側面隆線）と各隆線の間に2本の舌側面溝（近心，遠心舌側面溝）がある．ただし，唇側面と同様に，切歯の3本の舌側面隆線の発達程度はほとんど同じであるが，犬歯には差があり，中心舌側面隆線の発達がその両側の近・遠心舌側面隆線の発達よりきわめてよい．犬歯の舌側面隆線のように，隣接する隆線の発達程度に明らかな差がみられる場合，発達の悪い隆線を副隆線という．したがって，犬歯の舌側面窩には，近心舌側面副隆線，中心舌側面隆線，遠心舌側面副隆線がある．とくに近心舌側面副隆線の発達は悪く，欠如することが多い．

3）隣接面

　舌側面窩は発達した中心舌側面隆線によって埋め立てられ，はっきりとしたへこみにはならず，浅くなだらかな凹面である．舌側面歯頸隆線から舌側面窩に向かう棘突起がみられることが多い．

　隣接面の概形は尖頭を頂点とするほぼ二等辺三角形であり，切歯と同じである．ただし，犬歯の唇舌径は切歯より大きいため，二等辺三角形の底辺は切歯より大きい（図 2-39）．また，切歯の隣接面の唇側縁がほぼ直線であるのに対し，犬歯は中心唇側面隆線が中央部で発達するため，唇側へ凸彎した弧を描く．近心面，遠心

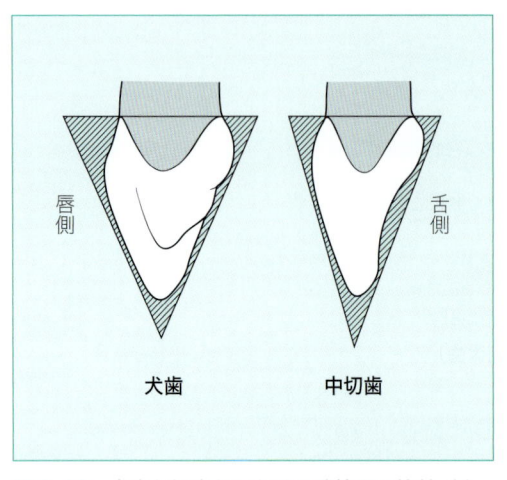

図 2-39 犬歯と切歯とにおける隣接面の比較（上顎右側）

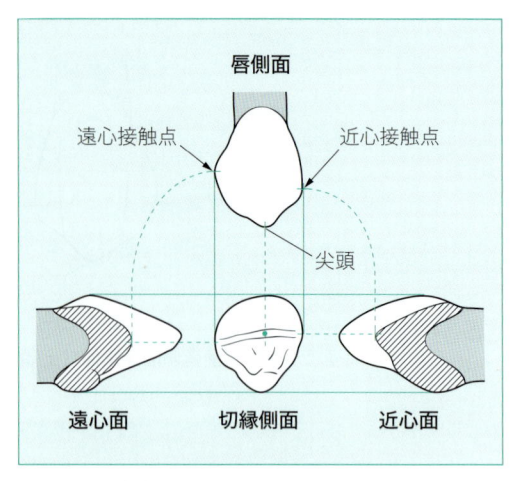

図 2-40 犬歯における近心面と遠心面の比較（上顎右側犬歯，斜線の部分は本来の隣接面）

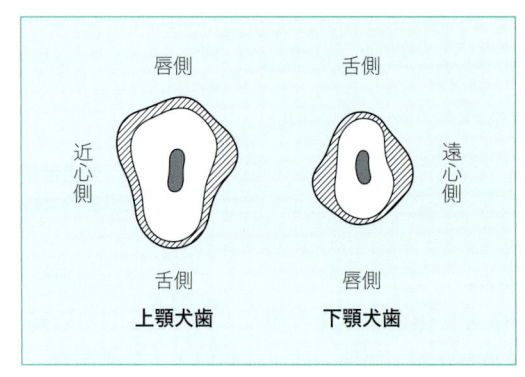

図 2-41 右側犬歯の歯頸部水平面断面

面の歯頸縁（線）はいずれも切縁側に強く凸彎するが，近心面の凸彎が遠心面よりはるかに強い．

　隣接面からみた輪郭は，唇側面，舌側面の一部と切縁を含むので，本来の隣接面は隣接面からみえる範囲よりかなり狭い（図 2-40）．これは唇側面，舌側面がともに近遠心方向へ強く豊隆すること，近・遠心切縁が尖頭を屈曲点として歯頸側に向かい傾斜することによる．本来の隣接面の頂点は近・遠心隅角に一致し，近心隅角は遠心隅角より高く切縁側にある．

2. 歯根

　歯根は円錐形で単根である．歯頸部の水平断面の形は正円ではなく，近遠心的に圧平された卵円形である（図 2-41）．歯根が最も長く，歯根は歯槽内に深く植立し，歯根膜を介して顎骨に強固に固定される．したがって，歯周病に罹患しても，動揺することや脱落することがほかの歯に比べて少ない．

3. 歯髄腔

　　歯の概形に一致した髄室と根管に分かれ，髄室には尖頭に相当する鋭くとがった髄室角がみられる．根管は単純根管であるが，歯根の近遠心的圧平が強い下顎には，根管が唇側と舌側の2根管に分かれる分岐根管のこともある．

Ⅳ 各犬歯の特徴

1. 上顎犬歯（図2-42）

　　犬歯の基本的な形態をそなえている（図2-43）．

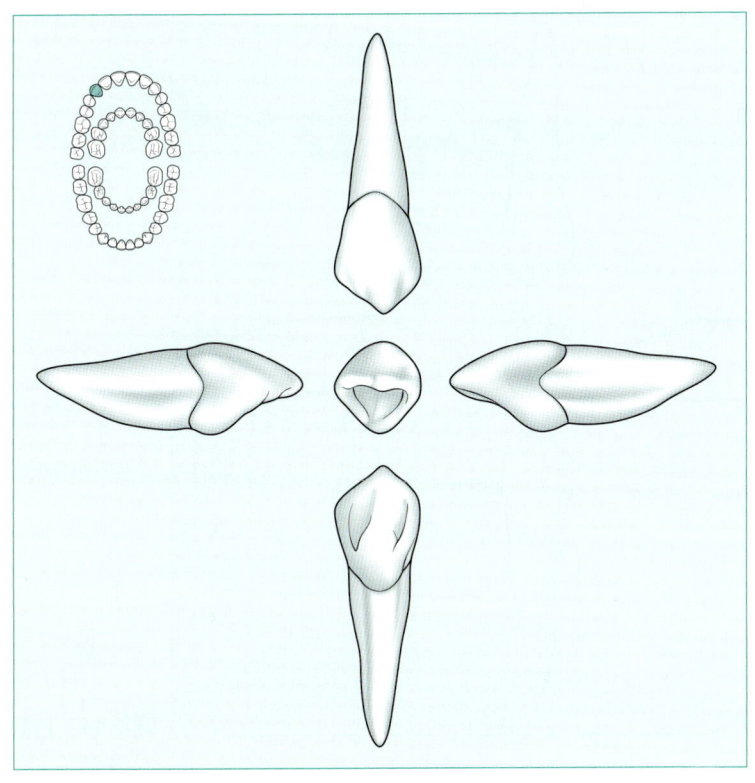

図2-42　上顎右側犬歯

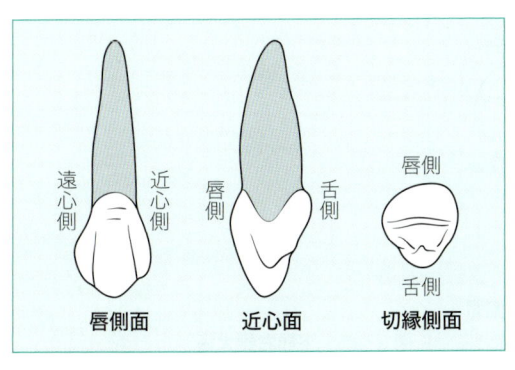

図2-43　上顎右側犬歯

歯頸部の水平断面の形は上顎中切歯の唇側を近遠心的に圧平した，卵円形に近い三角形である（図2-41）．

2. 下顎犬歯（図2-44）

上・下顎犬歯間における大きさや形態の相違は，上・下顎切歯間における相違と基本的に同じであり，上顎犬歯とは以下の点が異なる．

（1）大きさは，とくに歯冠近遠心径が小さい．それに対して歯冠長の差はわずかであり，上顎犬歯より細長くみえる．歯冠だけでなく歯根も同じである（図2-45）．

（2）唇側面の近心縁および遠心縁の根尖側への延長線はほぼ直線的に経過し，上

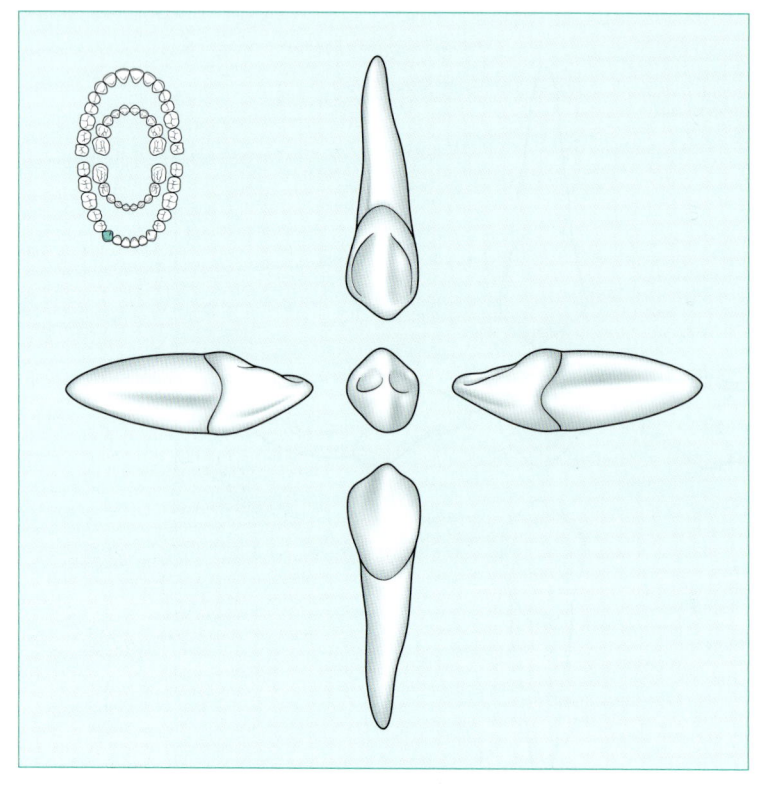

図2-44　下顎右側犬歯

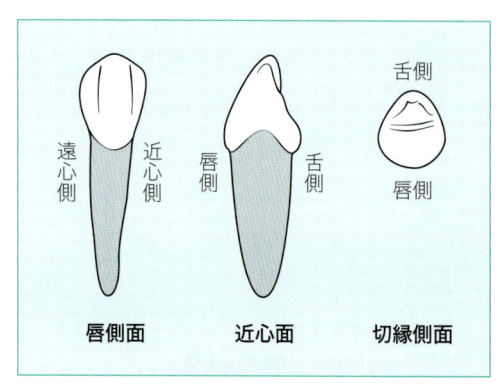

図2-45　下顎右側犬歯

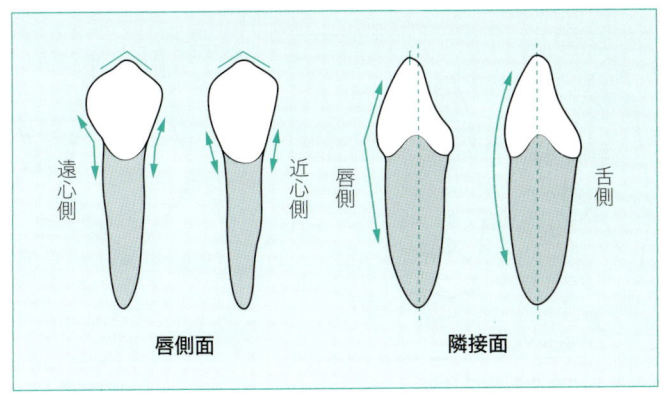

図2-46 上下顎犬歯の比較
歯の全長が同じになるようにして比較した．
左：上顎，右：下顎

顎犬歯のように歯頸部で屈曲しない（図2-46）．

（3）隣接面からみると，唇側面の舌側への傾斜が上顎犬歯より強い．そのため，上顎犬歯の尖頭が歯の長軸より唇側にあるのに対し，下顎犬歯の尖頭は歯の長軸とほぼ一致する（図2-46）．

（4）歯面，とくに舌側面の隆線や結節の発達が上顎犬歯より悪く，全体的に凹凸の少ないやさしい女性的な形である．それに対して，上顎犬歯はごつごつした男性的な形である．

（5）歯根は上顎犬歯より近遠心的に強く圧平され，そのため，根管が唇側と舌側の2本に分かれる分岐根管がみられる．

結局，下顎犬歯は全体的に細長くすらっとし，歯面は平面的でやさしい形態であるといえる．

Ⅴ 小臼歯

小臼歯は頰に面し，上下顎，左右側に2本ずつ計8本ある．

小臼歯の歯冠は，犬歯の唇側面，舌側面，近心面，遠心面に咬合面が加わり5面でつくられる．ただし，唇側という方向用語は臼歯からは頰側にいいかえなければならない．咬合面には，頰側に頰側咬頭，舌側に舌側咬頭の2つの咬頭がつくられる（図2-47）．舌側咬頭は犬歯の舌側面歯頸隆線（基底結節）が切縁方向に発達，独立し，咬頭になったものと考えられる．したがって，犬歯と小臼歯の違いは量的な違いであって，質的なものではない．たとえば，舌側咬頭の発達がきわめて悪く，咬頭としての形をなさずに，舌側面歯頸隆線の単なる隆起として認められるだけの小臼歯もある．このような小臼歯は犬歯とほとんど同じ形であり，主に舌側咬頭の発達が最も悪い下顎第一小臼歯にみられる．

1．歯　冠

咬合面がつくられることにより歯冠は6面体となり，自由面は頰側面，舌側面，近心面，遠心面，咬合面の5面を区別する．

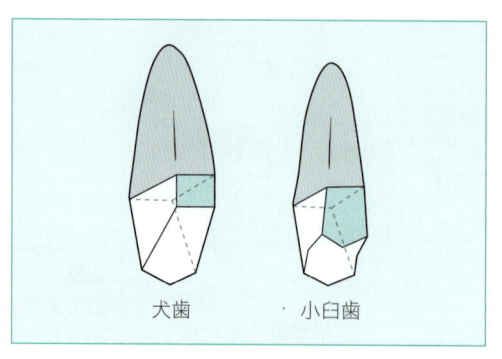

図 2-47　犬歯と小臼歯の形態の比較（上顎右側の歯を近心舌側からみた模型図）

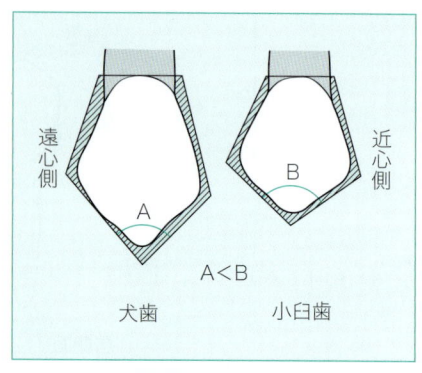

図 2-48　犬歯唇側面と小臼歯頰側面の概形の比較（上顎右側の犬歯と第一小臼歯）

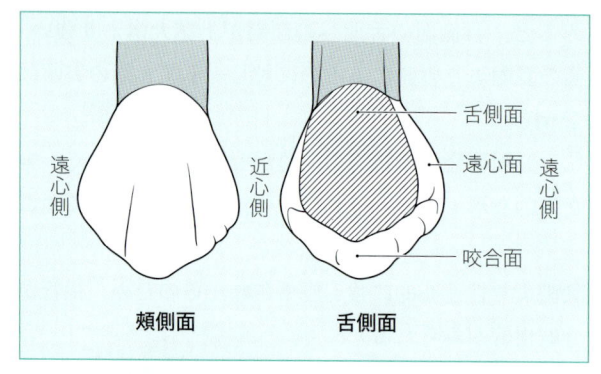

図 2-49　頰側面と舌側面の比較（上顎右側第一小臼歯）

1）頰側面

頰側面の概形は，不正五角形で犬歯と同じであるが，大きさは犬歯より小さい（図 2-48）．また，近心と遠心に分かれる２つの咬合縁がつくる角度は，犬歯の近心切縁と遠心切縁がつくる角度より大きい．したがって，側方からみると，犬歯の尖頭は小臼歯の頰側咬頭頂よりとがってみえる（図 2-48，A＜B）．

頰側面は近心咬合縁，遠心咬合縁，近心縁，遠心縁，歯頸縁の５つの縁に区別される．頰側面の中央には，頰側咬頭の咬頭頂から歯頸側に走る頰側面隆線があり，その両側は２本の浅い溝になる（図 2-49）．

2）舌側面

舌側面の概形は頰側面とほぼ同じであるが，頰側面に比べて発達が悪く，舌側咬頭も低く，狭く，丸みを帯びる．舌側面は隣接面に自然に移行し，両面の境である近・遠心舌側線角ははっきりしない．そのため，舌側からみると，舌側面だけでなく隣接面および咬合面の一部もみえる．この形態はすべての小臼歯に共通であるが，舌側咬頭の発達が最も悪い下顎第一小臼歯のみえる範囲はほかの小臼歯より広い．

3）隣接面

隣接面の概形は，舌側咬頭の形成により，犬歯の二等辺三角形から台形に変わる

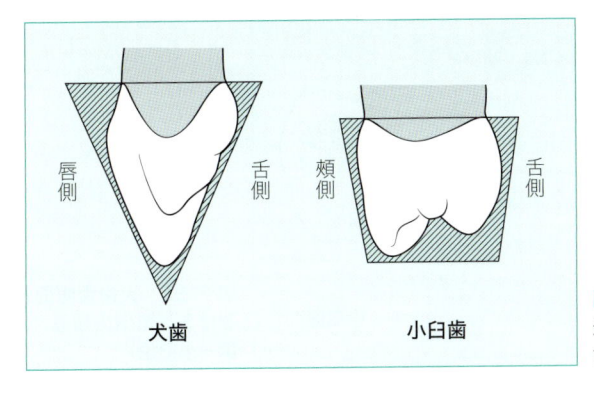

図 2-50　犬歯と小臼歯における近心隣接面の比較（上顎右側の犬歯と第一小臼歯）

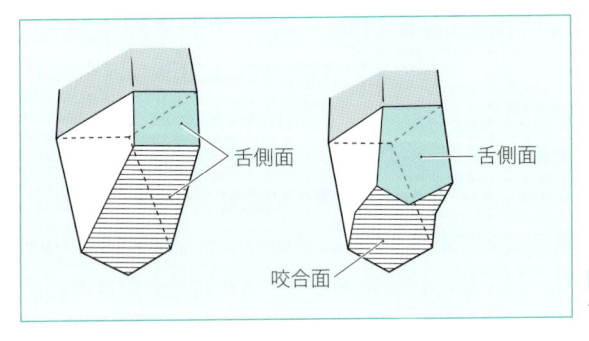

図 2-51　犬歯舌側面と小臼歯咬合面の関係を示す模型図

（図 2-50）．また，舌側咬頭の発達は，すべての小臼歯で，頰側咬頭より悪いが，その差は小臼歯によって異なる．したがって，隣接面からみた咬合縁の輪郭は小臼歯によって異なるが，概ね上顎小臼歯はW字形を，下顎小臼歯はM字形を示す．また，頰側面，舌側面はともに近遠心方向へ豊隆するため，隣接面からみると，本来の隣接面だけでなく頰側面と舌側面の一部もみえ，さらに，咬合面の一部もみえる．

4）咬合面

　舌側咬頭の形成によってつくられた咬合面は，前歯の舌側面の一部に相当する（図 2-51）．すなわち，犬歯のほぼ鉛直方向にあった舌側面の切縁側3/4の面は，舌側面歯頸隆線（基底結節）が発達することにより，しだいに水平方向へと向きを変え，やがて咬合面をつくる．犬歯の尖頭は小臼歯の頰側咬頭頂に，舌側面歯頸隆線は舌側咬頭に相当する．咬合面からみた小臼歯の概形も，犬歯の舌側面によく似た角のとれた不正五角形である（図 2-52）．

　咬合面の浮彫像は複雑にみえるが，犬歯の舌側面と基本的に同じであり，両面の違いは量的な発達程度の差であり，両面の浮彫像を対応させると理解できる．すなわち，犬歯の中心舌側面隆線に相当して，小臼歯には頰側咬頭頂から舌側におりる中心咬合面隆線が，犬歯の中心舌側面隆線の両側にある発達の悪い近心舌側面副隆線と遠心舌側面副隆線に相当して，小臼歯の中心咬合面隆線の両側には発達の悪い近心副隆線と遠心副隆線がある．また，犬歯の舌側面の近心縁，遠心縁にある近心辺縁隆線，遠心辺縁隆線に相当して，小臼歯の咬合面の近心縁，遠心縁には近心辺縁隆線，遠心辺縁隆線があり，名前も同じである．

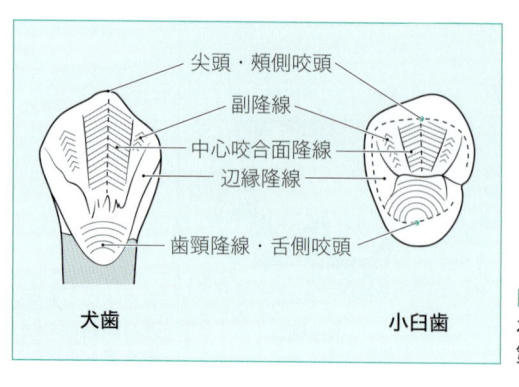

図 2-52 犬歯舌側面と小臼歯咬合面における浮彫像の類似（上顎右側の犬歯と第一小臼歯）

中心咬合面隆線は形が三角形に似ているので**三角隆線**（triangular ridge）ともいう（図 2-52）．なお，発達の悪い舌側咬頭には隆線はみられず，形は全体としてなだらかな丘状である．

このように，犬歯と小臼歯の違いは，犬歯の舌側面歯頸隆線が発達して舌側咬頭となって咬合面をつくり，犬歯の舌側面の切縁側 3/4 の面が咬合面の舌側斜面と頰側斜面に 2 分されることにある．2 つの斜面の境界部は近遠心方向に走る深い溝になり**中心溝**という．近・遠心辺縁隆線と頰・舌側咬頭の間はそれぞれ浅い溝，頰・舌側副溝になる．したがって，咬合面の溝は 4 本の副溝と中心溝で H 字形を示す．また，近・遠心の頰・舌側副溝と中心溝の会合部は浅くくぼみ，それぞれ近心小窩，遠心小窩をつくる．

本来の咬合面は，頰・舌側咬頭の近・遠心咬合縁，近・遠心辺縁隆線の尾根に囲まれたくぼんだ領域である（図 2-53）．したがって，咬合面からみると，本来の咬合面だけでなく，頰側面と舌側面の一部もみえ，さらに隣接面もわずかにみえる．すなわち，咬合面からみた輪郭と本来の咬合面の輪郭とは異なる．本来の咬合面を**固有咬合面**あるいは**解剖学的咬合面**，咬合面からみえる範囲を単に咬合面あるいは臨床咬合面という．頰側面および舌側面の一部は咬合に関与し，機能的意味を重視するときは咀嚼面ともいう．以後，単に咬合面といった場合は頰側面，舌側面，隣接面の一部を含んだ領域を，固有咬合面といった場合は本来の咬合面を意味する．

2. 歯頸線

頰・舌側面の歯頸線は歯根側に，近・遠心面は歯冠側に凸彎し，前歯と同じであるが，前歯に比べ凸彎が弱くゆるやかに経過する．歯頸部の水平断面の形は近遠心的に圧平された形で，上顎は中央がくぼんだ蚕の繭の形，下顎は長円形あるいは卵円形である（図 2-54）．

3. 歯　根

歯根は犬歯よりかなり短いが，形態は犬歯に似た円錐形である．基本的には単根であるが，上顎第一小臼歯の半数は頰側と舌側に歯根がある複根である．

図 2-53 小臼歯の咬合面，近心面，頬側面および舌側面との関係（上顎右側第一小臼歯）

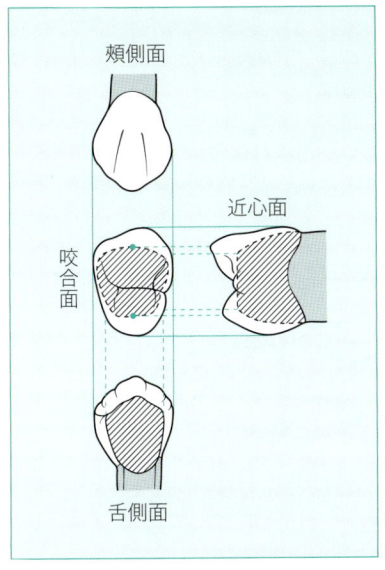

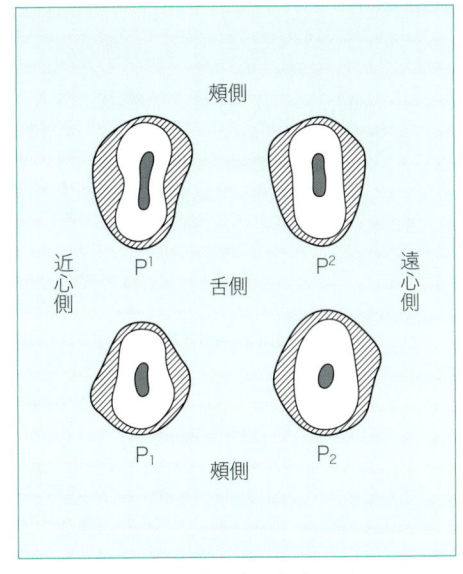

図 2-54 右側小臼歯の歯頸部水平断面

4．歯髄腔

　咬合面の形成により，髄室に天井，髄室天蓋がつくられ，髄室天蓋には頬・舌側咬頭頂に相当する2つの髄室角がみられる．根管は基本的に単純根管であるが，単根の上顎第一小臼歯の半数は分岐根管である．2根あるいは単根で分岐根管の場合は，髄室に床，髄室床がつくられ，髄室から根管への移行部である根管口が明らかになる．

Ⅵ 各小臼歯の特徴

1．上顎第一小臼歯（図2-55）

1）歯　冠

　前述した小臼歯の基本的な形態をそなえている．歯冠は頬舌径が近遠心径より大きい不正六面体である（図2-56）．頬側咬頭頂は歯冠の近遠心的中心と一致するか，わずかに遠心寄りにある．したがって，近心咬合縁の長さは遠心咬合縁と同じか，わずかに長い．頬側面は頬側面隆線の存在により近遠心方向にかなり豊隆する．

　舌側面の概形は頬側面とほぼ同じであるが，大きさは頬側面より小さく，形も丸みを帯びる．これは舌側咬頭の発達が頬側咬頭より悪いことによるが，その差は隣接面からみるとよくわかる．たとえば，舌側咬頭の高さは頬側咬頭の85％程度である．

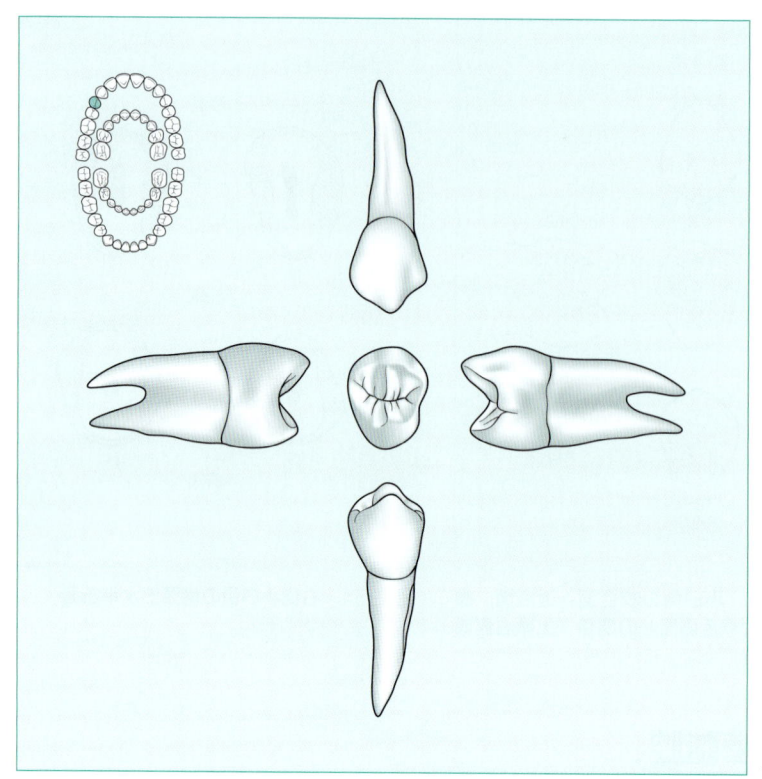

図 2-55　上顎右側第一小臼歯

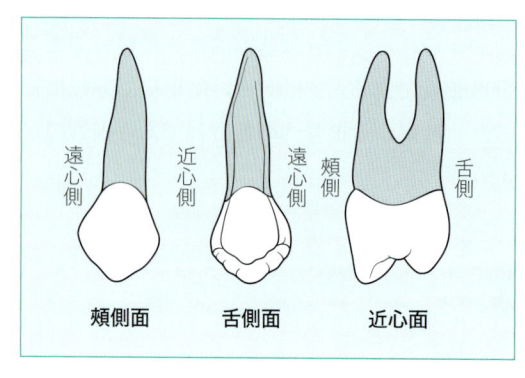

図 2-56　上顎右側第一小臼歯

　近心面の歯頸部に指先で押したようなくぼみがみられることが多い．
　咬合面の概形は頰舌径が近遠心径より長い，角のとれた不等辺六角形である（図2-57）．頰側縁は屋根形に屈曲し，最大豊隆部は中心よりやや近心寄りにある．また，近心面と頰側面がつくる近心頰側線角が舌側へ強く傾斜するため，近心頰側線角が鈍円であるのに対し，遠心頰側線角は鋭く突出する．すなわち，咬合面からみると，頰側面から近心面への移行が鈍円であるのに対し，遠心面への移行は鋭い．この歯の頰側面と隣接面の移行部における彎曲の違いはほかの歯とは逆であり，上顎第一小臼歯は唯一，**逆彎曲徴**を示す歯である．
　舌側咬頭の発達が頰側咬頭より悪いため，咬合面の近・遠心縁は舌側に向かうにしたがい近づく（図2-58）．したがって，舌側縁は頰側縁より短く，丸みを帯び，

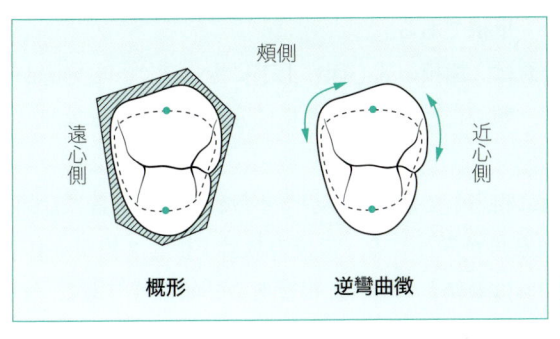

図 2-57　上顎右側第一小臼歯咬合面の概形と逆彎曲徴

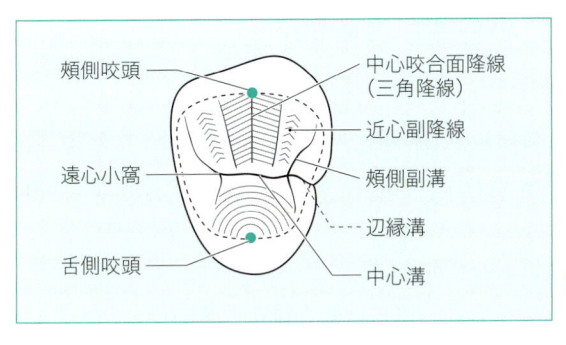

図 2-58　上顎右側第一小臼歯の咬合面浮彫像

はっきりとした境なく自然に近・遠心縁に移行する．

　頰側咬頭と舌側咬頭の間は深く切れ込み中心溝になる．近・遠心辺縁隆線と頰・舌側咬頭の間は浅い溝，頰・舌側副溝になり，これら4本の副溝と中心溝でH字形を示す．また，近・遠心の頰・舌側副溝と中心溝の会合部は浅くくぼみ，それぞれ近心小窩，遠心小窩をつくる．

　中心溝は近・遠心小窩で終わることもあるが，辺縁隆線に及ぶことが多く，さらに隣接面まで延長することもある．辺縁隆線を頰側部と舌側部に分断するこの溝を**辺縁溝**あるいは**横副溝**といい，とくに近心側に多くみられる．辺縁溝と頰側副溝でかこまれた辺縁隆線の一部が独立，肥厚して結節状となった場合，この結節を**介在結節**（interstitial tubercle）あるいは**辺縁結節**（marginal tubercle）という．この結節があると，咬合面の輪郭がこの部で歯の中央へ屈曲することが多い．介在結節は臼歯の辺縁隆線上にみられる結節をいうが，とくに上顎第一小臼歯の近心辺縁隆線上に特徴的に現れる．遠心側にみられることもあるが，この場合は近心の結節が遠心のものより発達している．したがって，介在結節の有無と発達程度の差によってこの歯の近心と遠心が判別できる．

2）歯頸部

　水平断面の形は中央部がくぼむ繭の形であり，近心面のくぼみは遠心面より深い（図 2-54）．

3）歯　根

　歯根が最も短い小臼歯である．形は近遠心的に強く圧平され，その程度によって次の変異がある．

(1) 弱い場合は，単根である．
(2) 中等度の場合は，歯根の遠心面に上下に走る深く，広い溝がつくられる．
(3) 強い場合は，頰側根と舌側根の2根に分かれ，出現率は50％である．

4）歯髄腔

髄室には咬合面に相当して髄室天蓋がつくられ，髄室天蓋には頰・舌側咬頭頂に相当する2つの髄室角がみられる．歯根の数は1根と2根がそれぞれ50％であるが，1根のうち50％は頰側と舌側に2根管ある分岐根管である．2根はそれぞれ単純根管であるから，根管が1本のものは全体の25％にすぎない．

2. 上顎第二小臼歯（図2-59）

上顎第一小臼歯の形態とほぼ同じで順位の判別が難しいが，第一小臼歯より退化傾向が強い．とくに頰側半部の退化，縮小が舌側半部より大きいため，頰・舌側咬頭の差は第一小臼歯より小さくなる．形は単純になり全体として丸みを帯びる（図2-60）．

第一小臼歯とは以下の点が異なる．

(1) 第一小臼歯の咬合面の概形は頰舌径が近遠心径より大きい不正六角形である．それに対し，第二小臼歯は頰側半部の退化に伴い頰側縁が丸みを帯び，頰側縁から近・遠心縁に自然に移行する長円形に近い（図2-61）．

(2) 頰側咬頭の高さに対する舌側咬頭の割合は，第一小臼歯は85％であるのに

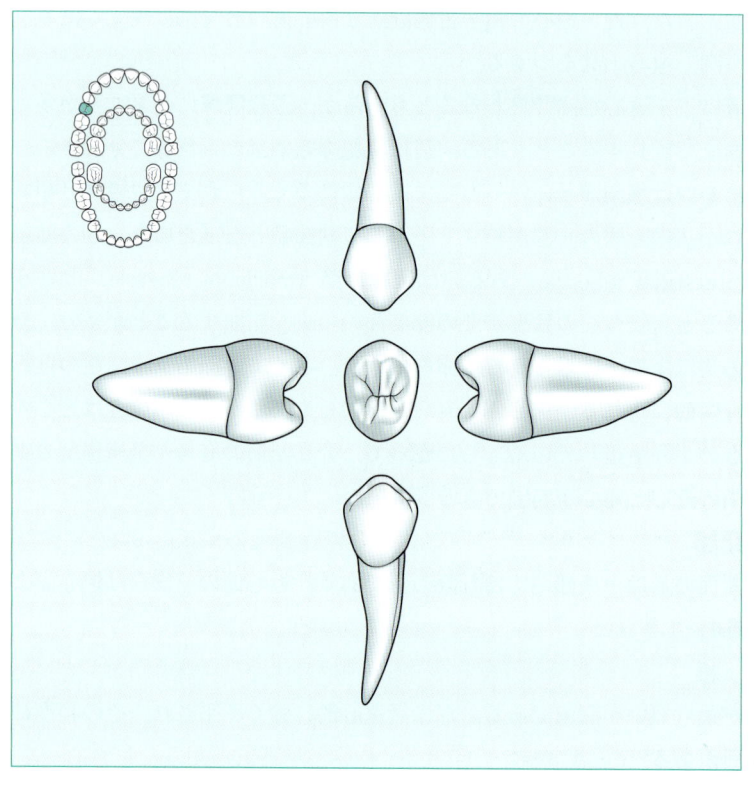

図2-59　上顎右側第二小臼歯

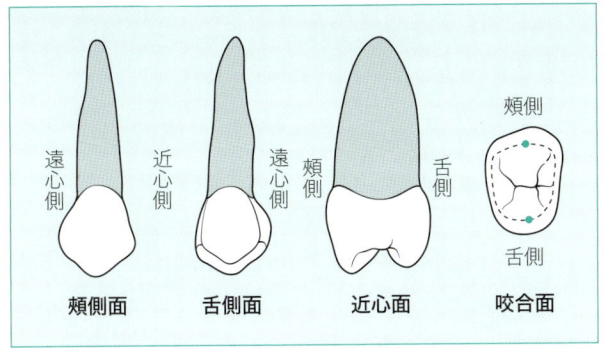

図 2-60　上顎右側第二小臼歯

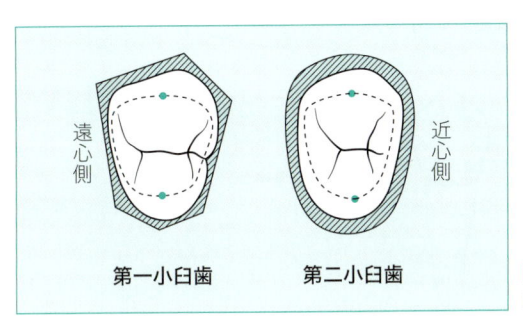

図 2-61　上顎右側第一小臼歯と第二小臼歯における咬合面の比較

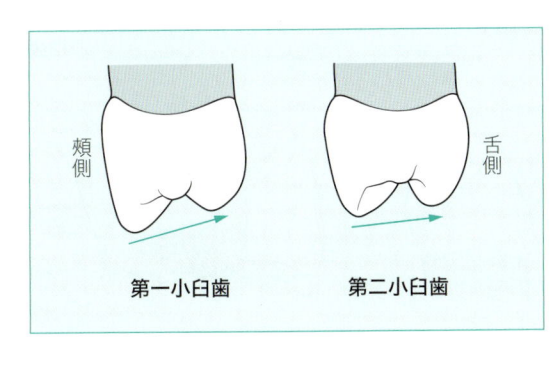

図 2-62　上顎右側第一小臼歯と第二小臼歯における近心面からみた頰側咬頭と舌側咬頭の高さの比較

対し，第二小臼歯では 95％ であり，相対的に舌側咬頭が発達する．この差は隣接面からみると明らかで，頰側咬頭頂と舌側咬頭頂を結んだ線分の歯頸側への傾斜は第一小臼歯より水平に近い（図 2-62）．

（3）中心溝が短く，辺縁溝の出現率は低く，辺縁溝によってつくられる介在結節の出現率も第一小臼歯より低い．

（4）第一小臼歯の 50％ が複根であるのに対し，第二小臼歯は歯根の近遠心的圧平が弱く 95％ は単根である．根管は単純根管がほとんどであり分岐根管はまれである．

3．下顎第一小臼歯（図 2-63）

下顎小臼歯の特徴は，舌側咬頭の発達が上顎小臼歯より悪いことである．したがって，下顎小臼歯の形態は犬歯と上顎小臼歯の中間形であり，とくに第一小臼歯は犬歯の形態に最も近い小臼歯である（図 2-64）．

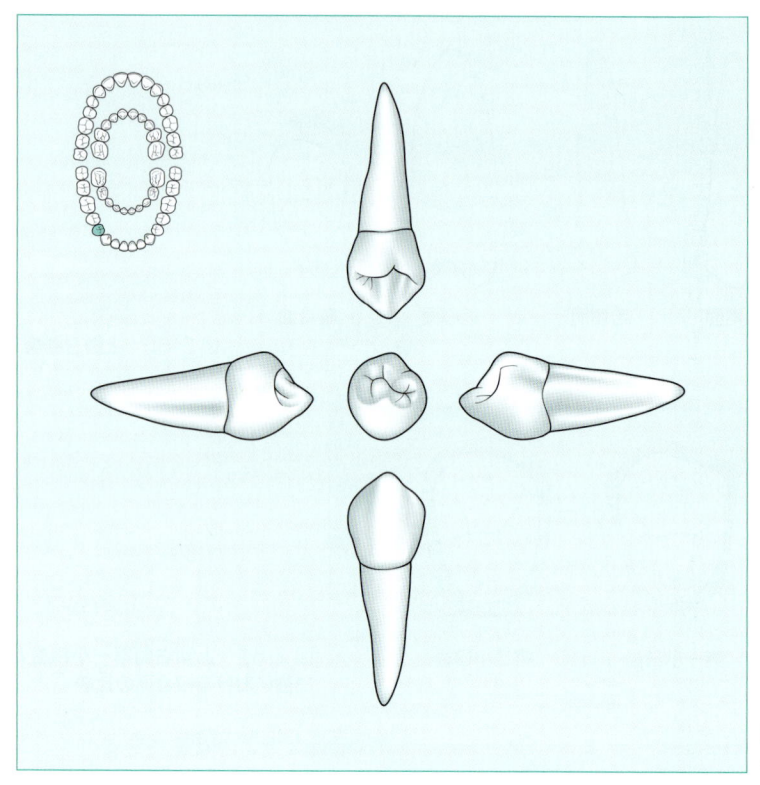

図 2-63 下顎右側第一小臼歯

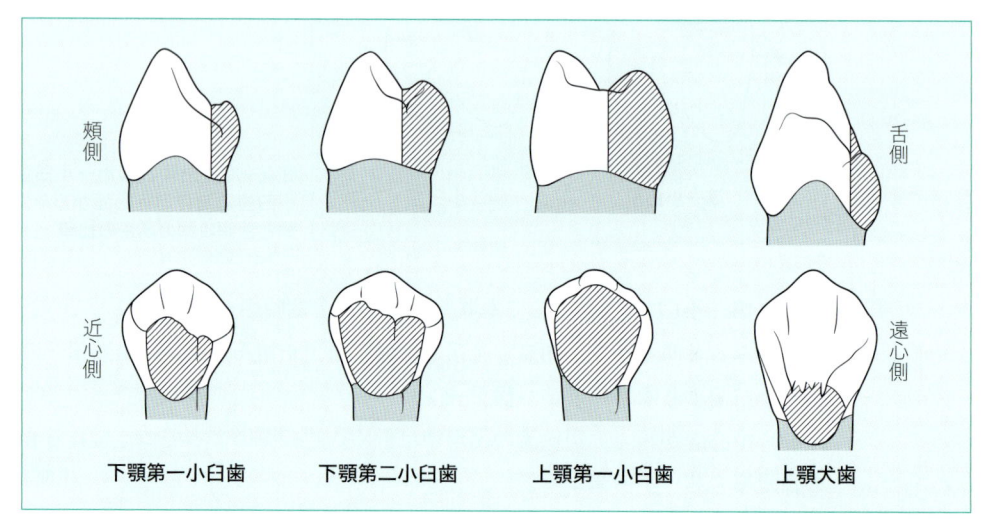

図 2-64 犬歯と小臼歯における舌側半部（斜線部分）の発達程度の比較（上：近心面，下：舌側面）

1）歯 冠

　舌側咬頭の発達が最も悪く，頰舌径が最も小さい小臼歯である．頰舌径の差に比べて，歯冠長，近遠心径の上顎小臼歯との差は小さい（図 2-64, 65）．
　頰側面の概形は，上顎小臼歯と同じ不正五角形であるが，舌側面は舌側咬頭の発達が悪いため低く，狭く，丸みを帯びる．そのため，舌側からみると，咬合面と隣接面の広い範囲がみえる（図 2-66）．

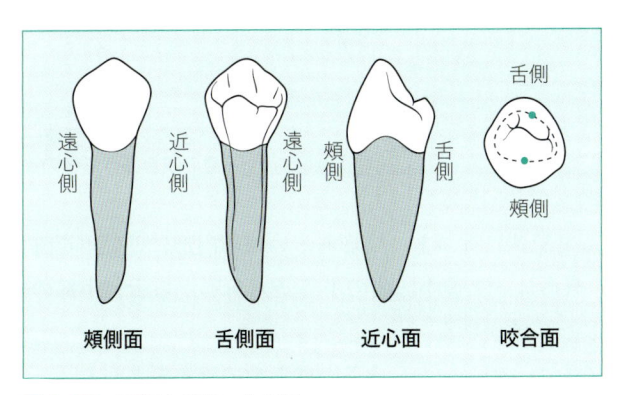

図 2-65　下顎右側第一小臼歯

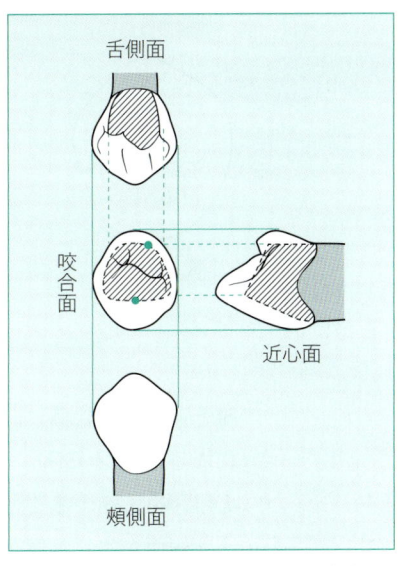

図 2-66　下顎右側第一小臼歯の咬合面，近心面，頬側面および舌側面の関係

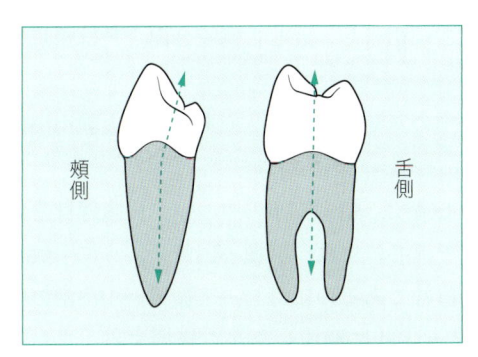

図 2-67　上下顎第一小臼歯の隣接面の比較（左：下顎，右：上顎）

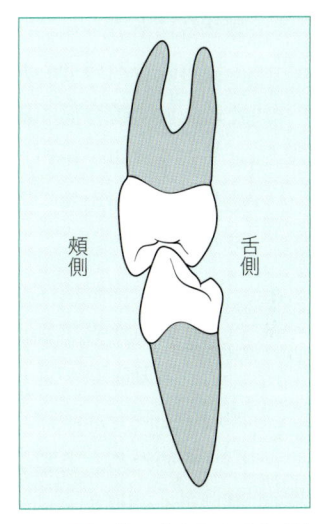

図 2-68　第一小臼歯の咬合（近心面からみたところ）

　隣接面からみると頬・舌側咬頭の発達程度の差はよくわかり，たとえば，舌側咬頭の高さは頬側咬頭の70％にすぎない．また，隣接面の頬側縁が舌側へ強く傾くため，歯冠の長軸は歯頸側から咬頭側に向かい舌側に強く傾き，鉛直方向の歯根の長軸とは歯頸部で屈曲する（図 2-67）．それに対して，上顎小臼歯の歯冠の長軸と歯根の長軸はいずれも鉛直方向で一致し1線になる．このように，下顎小臼歯の歯冠の長軸は上顎小臼歯に比べて舌側に強く傾くが，この違いは小臼歯だけでなくほかの下顎歯にもみられ，上・下顎歯の咬合関係に適応した形態である（図 2-68）．

　咬合面の概形は，舌側半部の幅径，厚径がともに頬側半部より小さいため，近心

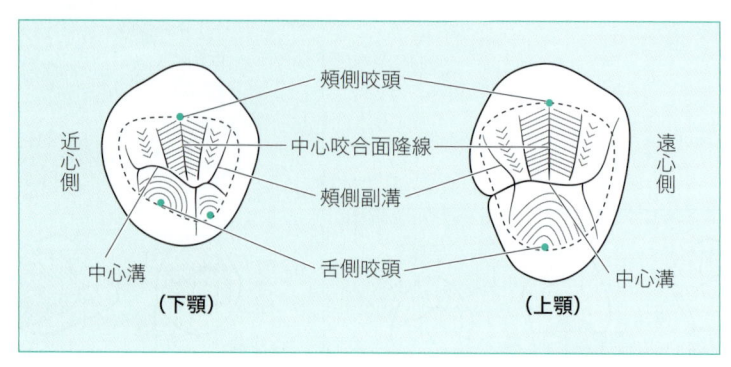

図 2-69 上下顎第一小臼歯の咬合面浮彫像の比較

縁と遠心縁は舌側に向かって急速に近づき，扇形あるいは卵円形に近い不正五角形になる（図 2-69）．この概形は，上顎小臼歯の不等辺六角形から舌側半部の幅径と厚径を圧縮することによって導かれる．

頰側面が強く舌側へ傾くため，咬合面からみると頰側面のほとんどがみえ，頰側面が咬合面の頰側 1/3 を占める．それに対して，頰側への傾斜が弱い舌側面のみえる範囲はわずかである．したがって，固有咬合面はかなり舌側に寄り，咬合面の舌側 2/3 にある．

固有咬合面の近心縁と舌側縁とは屈曲することなく移行しほぼ 1 線である．そのため，固有咬合面の概形は近心縁と舌側縁を 1 辺，頰側縁と遠心縁をそれぞれ 1 辺とする不等辺三角形に近い．三角形の頂点は最も突出する遠心舌側咬合面点角，遠心頰側咬合面点角，近心頰側咬合面点角に相当し，近心舌側咬合面点角は頂点にならない．

咬合面の浮彫像は，先に述べた小臼歯の基本形態と同じであるが，上顎小臼歯とは以下の点が異なる（図 2-69）．

（1）舌側咬頭が近心に寄るため，中心溝で，頰側咬頭の中心咬合面隆線は舌側咬頭の中心咬合面隆線に相当する部分より遠心にずれ，上顎小臼歯のように一致しない．そのため，上顎小臼歯の中心溝が直線であるのに対し，下顎第一小臼歯の中心溝は近心頰側から遠心舌側に向かって S 字状に彎曲しながら経過する．また，舌側咬頭の発達が悪く中心溝が浅いため，頰側咬頭の中心咬合面隆線が中心溝を埋め立て，この部で中心溝がしばしば中断する．

（2）遠心辺縁隆線の舌側端がわずかに肥厚し小さな結節（副咬頭）をつくることがある．

2）歯頸部
水平断面の形は近遠心的に圧平された頰舌的に長い卵円形である（図 2-54）．

3）歯　根
近遠心的に圧平された円錐形で単根である．近心面の舌側寄りに，上下に走る深い溝がみられることがある．

4）歯髄腔
髄室は歯冠の外形に一致する．頰側咬頭の咬頭頂に相当する髄室角はみられる

が，発達の悪い舌側咬頭の咬頭頂に相当する髄室角はみられない．根管は単純根管がほとんどであるが，近遠心的に強く圧平された歯根には分岐根管もみられる．

4．下顎第二小臼歯（図 2-70）

1）歯　冠

　　第一小臼歯に比べて舌側半部の発達がよく，頰側半部との大きさや形態の差は小さい．頰側咬頭と舌側咬頭の高さの差は小さくなり，隣接面の輪郭は第一小臼歯よりＭ字形に近づくが，上顎小臼歯ほどではない（図 2-71）．

　　舌側半部の発達はとくに幅径で著しく，そのため，咬合面の近心縁と遠心縁はほぼ平行になり，概形は角のとれた正方形に近い五角形になる（図 2-73）．この概形は舌側咬頭の発達だけでなく，舌側咬頭の遠心に結節や副咬頭がみられることにもよる（図 2-71, 72）．

　　咬合面からみると，頰側面が舌側へ強く傾斜するため，頰側面が咬合面の頰側 1/3 を占め，固有咬合面は舌側 2/3 にある．

　　舌側咬頭の遠心に副咬頭がみられることがある．舌側咬頭と副咬頭の位置関係や発達程度の違いにより，咬頭間の溝の形には次の変異がある（図 2-74）．

　（1）舌側咬頭と副咬頭の発達がよい場合は，2 個の咬頭の間に舌側溝がつくられ，舌側溝と中心溝の会合部に中心小窩をつくる．中心溝は中心小窩で舌側へ屈曲したＶ字形を示し，このＶ字と舌側溝とでＹ字形になる．舌側溝は舌側面に延長し，

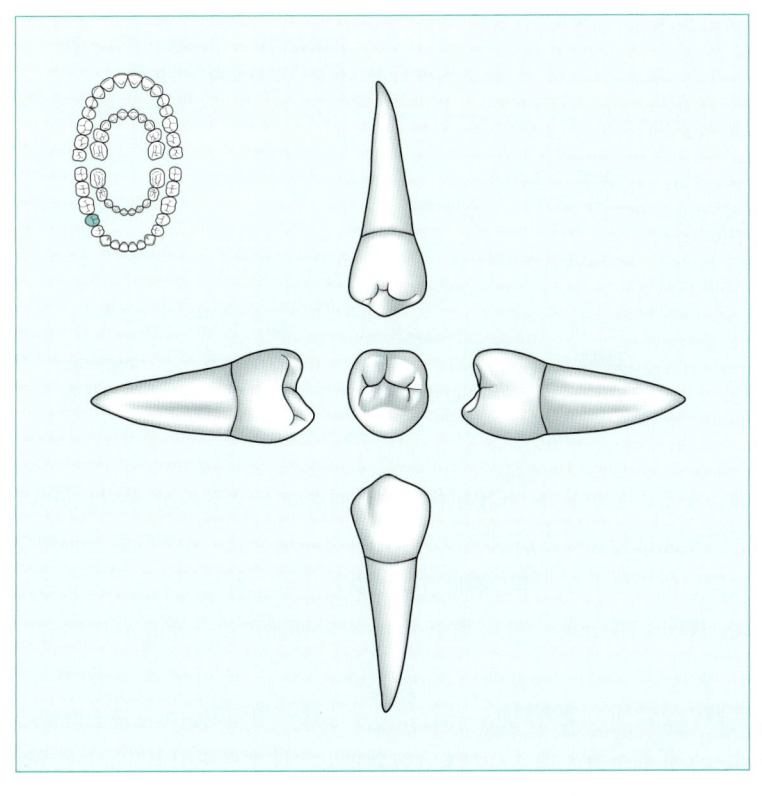

図 2-70　下顎右側第二小臼歯

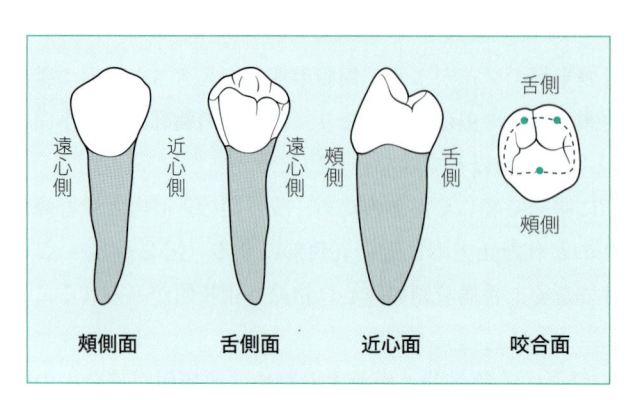

図 2-71　下顎右側第二小臼歯

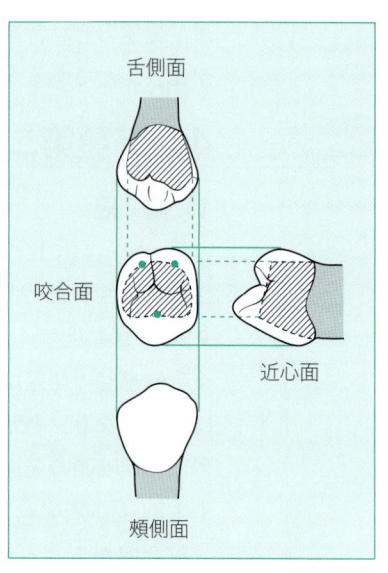

図 2-72　下顎右側第二小臼歯の咬合面，近心面，頰側面および舌側面の関係

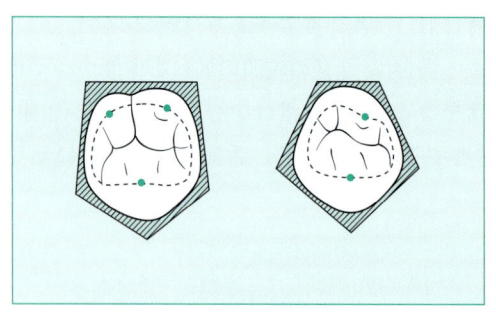

図 2-73　下顎右側第一小臼歯（右）と第二小臼歯（左）の咬合面概形の比較

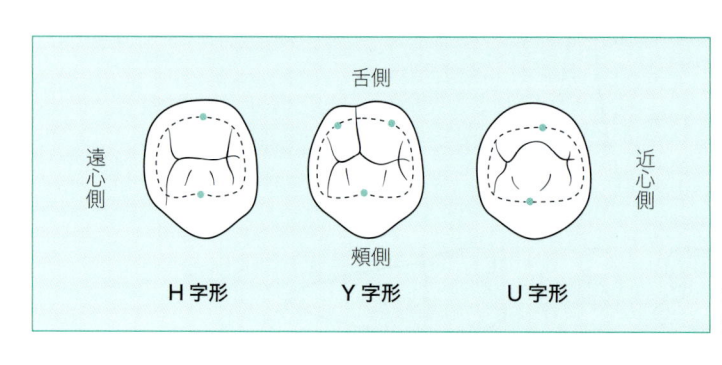

図 2-74　下顎右側第二小臼歯の咬合面溝の諸形態

舌側面溝となることが多い．3咬頭歯で咬合面溝がY字形の出現率は30％である．

　（2）舌側咬頭は発達するが副咬頭がみられない場合は，頰側咬頭と舌側咬頭は近遠心的に同じ位置にあり，中心溝は直線である．中心溝と近・遠心にある頰・舌側副溝とで上顎小臼歯と同じH字形を示す．2咬頭歯で咬合面溝がH字形の出現率は50％である．

　（3）舌側の2咬頭の発達が悪い場合は，中心溝が頰側咬頭の発達した中心咬合面隆線によって舌側へ押し流されたように彎曲し，U字形を引き延ばした形になる．

2咬頭歯で咬合面溝がU字形の出現率は20％である．

なお，第二小臼歯の中心溝は，第一小臼歯のように，頰側咬頭中心咬合面隆線によって中断されることはほとんどない．

2）歯頸部

水平断面の形は，第一小臼歯に比べて舌側半部の発達がよいため，第一小臼歯の卵円形から舌側の幅径が大きい長円形になる（図2-74）．

3）歯　根

近遠心的に圧平された円錐形の単根であり，歯根の各面は平坦である．

4）歯髄腔

単純根管がほとんどである．

Ⅶ 大臼歯

大臼歯は小臼歯の遠心に，上下顎，左右側に3本ずつ計12本ある．大臼歯は乳歯と同じ**第一生歯**であり，乳歯の遠心に加わる**加生歯**である．脱落する乳歯に代わって萌出する切歯，犬歯，小臼歯などの第二生歯の代生歯とは生歯が異なる．

多咬頭歯であることが大臼歯の特徴である．咬頭数が増えることによって，咬合面の面積は大幅に拡大する．食物をかみ砕き，すりつぶす咀嚼能力は咀嚼時に接触する咬合面の広さと比例するため，咬合面の面積が小臼歯より大きい大臼歯の咀嚼能力はきわめて高い．

大臼歯の基本形態をそなえ，咬合面が最も広い第一大臼歯は咀嚼能力の最も高い歯である．4本ある第一大臼歯のうち1本失っただけで，全咀嚼能力の20％程度が損なわれるとされるが，第一大臼歯だけでなく，ほかの大臼歯も咀嚼機能を遂行するうえできわめて重要な歯種である．

また，咬合面面積の拡大に伴い大臼歯には大きな咀嚼圧あるいは咬合圧が加わる．そのため，これらの圧を負担する歯根も数が増え，上顎大臼歯は3本，下顎大臼歯は2本になる．

小臼歯と大臼歯の鑑別は，小臼歯が下顎第二小臼歯の30％を除き2咬頭歯であるのに対し，大臼歯は4，5咬頭歯と咬頭数が異なり，形態の連続性が認められないからきわめて容易である．しかし，同じ第一生歯の乳臼歯と大臼歯の形態には，第一乳臼歯から第三大臼歯まで連続性が認められ，小臼歯との鑑別より難しい．とくに第二乳臼歯と第一大臼歯はきわめてよく似ている．したがって，大臼歯の形態を理解するためには，乳臼歯の形態との比較が必要である．

1．上顎大臼歯（図2-75）

上顎大臼歯の基本形態は，4個の咬頭がある平行六面体の歯冠と3本の歯根から

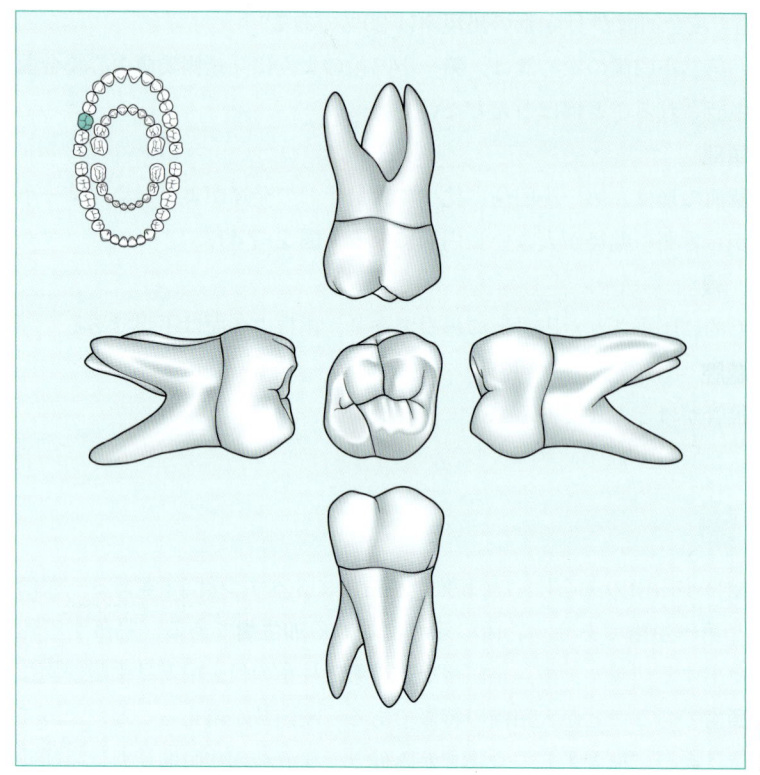

図 2-75　上顎右側第一大臼歯

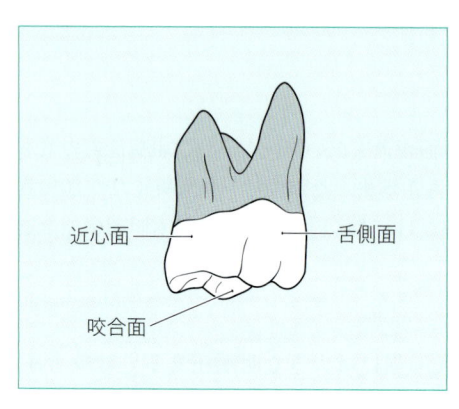

図 2-76　上顎右側第一大臼歯の概形
近心舌側からみたところ

なる（図 2-76）．咬頭の配列は頰側に 2 個，舌側に 2 個，歯根の配列は頰側に 2 本，舌側に 1 本である．

1）歯冠

歯冠は頰舌径が近遠心径よりやや大きく，遠心頰側から近心舌側へ対角線方向に圧平された平行六面体であり，咬合面の概形は平行四辺形に近い（図 2-77）．咬合面の頰側と舌側にそれぞれ 2 個，計 4 個の咬頭があり，その位置によって**近心頰側咬頭**，**遠心頰側咬頭**，**近心舌側咬頭**，**遠心舌側咬頭**という（図 2-78）．

4 個の咬頭の広がりには差があり，近心舌側咬頭が最も広く，頰側の 2 咬頭はほぼ同じでそれに次ぎ，遠心舌側咬頭が最も狭い．咬頭の高さにも差があり，頰側の 2 咬頭，舌側の 2 咬頭とも近心の咬頭が遠心の咬頭より高く，また，近心の 2 咬頭，

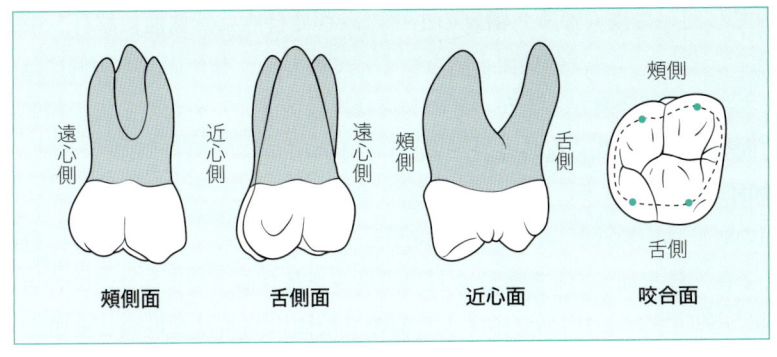

図 2-77　上顎右側第一大臼歯

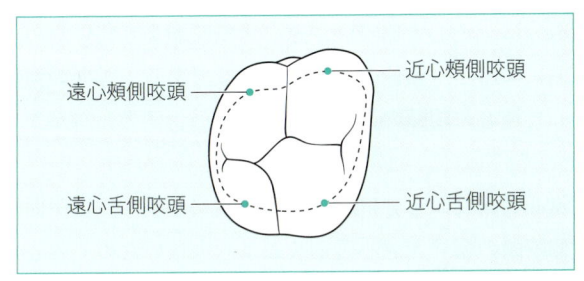

図 2-78　上顎右側第一大臼歯の咬頭の配列と広がり

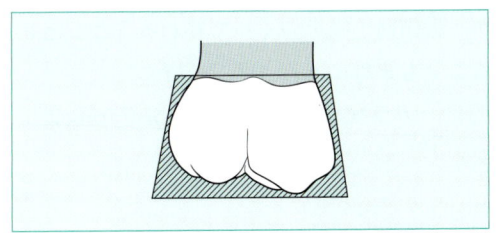

図 2-79　上顎右側第一大臼歯頬側面の概形

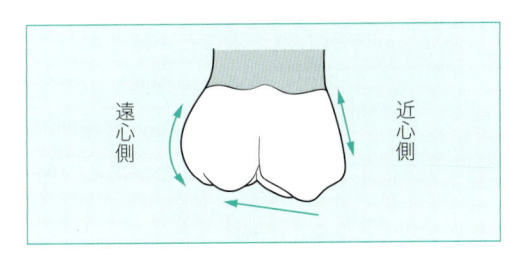

図 2-80　上顎右側第一大臼歯頬側面

遠心の2咬頭とも頬側の咬頭が舌側の咬頭より高い．したがって，近心頬側咬頭が最も高く，遠心舌側咬頭が最も低い．

(1) 頬側面

　頬側面の概形は咬頭側で大きく，歯頸測に向かうにしたがい幅径が小さくなる台形である（図 2-79）．咬合縁は近心頬側咬頭と遠心頬側咬頭の輪郭に応じてW字形を示す．頬側の2咬頭の咬頭頂を結んだ線分は，近心頬側咬頭が遠心頬側咬頭より高いため，近心から遠心に向かって歯頸側に傾斜する（図 2-80）．

　頬側面の近心縁はほぼ直線であるが，遠心縁は側方へやや凸彎する（図 2-80）．頬側面から遠心面へは，なだらかな丸みをもって自然に移行し，遠心頬側線角ははっきりしない．近心隅角（近心頬側咬合面点角）が鋭く突出するのに対し，遠心隅角（遠心頬側咬合面点角）は鈍円であり，隅角徴が認められる．

　頬側面の歯頸縁（線）はほぼ直線であるが，中央部で歯根分岐部に向かって突出することがある（図 2-77）．

　頬側面のほぼ中央に上下に走る溝がある．この溝は咬合面で近心頬側咬頭と遠心頬側咬頭を分けた溝が頬側面に延長した溝で，**頬側面溝**という．頬側面溝は歯頸側

に向かってしだいに浅くなり，歯冠の1/2の高さで自然に頬側面に移行し消えるか，末端部で浅くくぼみ，頬側面小窩をつくって終わる．頬側面溝の両側には上下に走る2本の頬側面隆線があるが，その発達は比較的弱く，したがって，頬側面の近遠心方向への豊隆は強くない．

(2) 舌側面

舌側面の概形は頬側面とほぼ同じであるが，頬側面に比べて面積が狭く，豊隆度が強く，また，隣接面への移行がより自然で丸みを帯びる．咬合縁は2つの舌側咬頭の輪郭に応じた2つの山形を示す．舌側の2咬頭の高さは頬側の2咬頭より低く，咬頭頂の形態は，頬側咬頭が鋭いのに対し，舌側咬頭は鈍円である．舌側の2つの咬頭の咬頭頂を結んだ線分は，近心舌側咬頭が遠心舌側咬頭より高いため，近心から遠心に向かって歯頸側に傾斜し，頬側の2咬頭と同じである．線分の傾斜を頬側の咬頭と比べると，近心と遠心の咬頭の高さの差が大きい舌側の傾斜が，小さい頬側より強い．

咬合面で近心舌側咬頭と遠心舌側咬頭を分けた溝は舌側面に延長し，舌側面溝になる．舌側面溝は，近心舌側咬頭の幅径が遠心舌側咬頭より大きいため，中心より遠心寄りにある．この溝は歯頸側に向かってしだいに浅くなり，自然に舌側面に移行し消えることがほとんどであるが，舌側面小窩をつくって終わることもあり，さらに，歯根の舌側面にまで延長することもまれにある（図2-81）．

舌側面の近心部，舌側面溝の近心に，**カラベリー結節**（cusp of Carabelli）という結節をみることがある（図2-82）．

カラベリー結節の形態変異は大きく，舌側面から明らかな溝によって独立し頂点がみられるものから，わずかに隆起し舌側面に自然に移行するもの，さらにこの結節が現れる部位に一致して，溝（カラベリー溝）や小窩（カラベリー小窩）がみられるものまでさまざまである．カラベリー結節は，コーカソイド人種で日本人を含

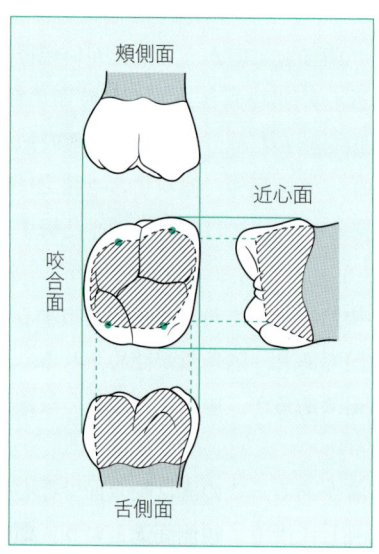

図2-81 上顎右側第一大臼歯の咬合面，近心面，頬側面および舌側面の関係

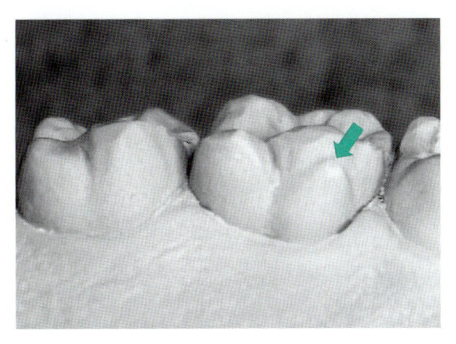

図 2-82 上顎右側第一大臼歯にみられたカラベリー結節
（新潟大学・塩見　晶博士のご厚意による）

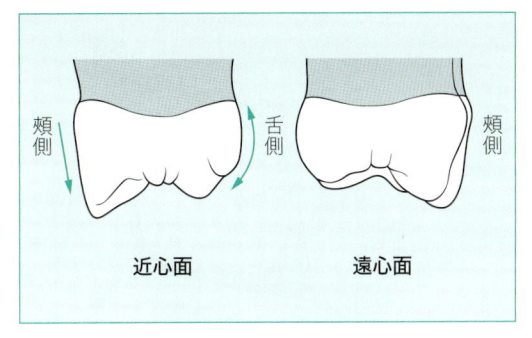

図 2-83 上顎右側第一大臼歯隣接面

むモンゴロイド人種より出現率が高い形質とされる．

(3) 隣接面

　隣接面の概形は，歯頸縁を底辺とし，厚径が高径の約2倍ある横幅の大きい台形である．頬側の輪郭がほぼ直線的に歯頸側から咬頭側に向かい舌側に傾斜するのに対し，舌側の輪郭は全体として凸彎しながら頬側へ傾斜する（図 2-83）．
　隣接面からみた固有咬合面の輪郭は，頬側咬頭と舌側咬頭の中心咬合面隆線および辺縁隆線の尾根で形づくられ，全体としてくぼむ．辺縁隆線の中央に1，2個の結節をみることが多い．この結節は咬合面の辺縁隆線上にみられる介在結節（辺縁結節）を隣接面からみたところである．本来の隣接面は，頬・舌側面および頬・舌側咬頭の一部を除いた領域であり，概形は台形に近い（図 2-81）．

(4) 咬合面

　咬合面の概形は，頬舌径が近遠心径よりやや大きい角のとれた平行四辺形である．咬合面からみると，頬側への傾斜が強い舌側面のみえる範囲は広いのに対し，舌側への傾斜が弱い頬側面の範囲は狭い（図 2-84）．したがって，固有咬合面は頬側寄りにある．咬合面の概形は遠心頬側から近心舌側へ対角線方向に圧平された平行四辺形であるから，頬側面から近心面への移行は遠心面への移行より鋭く，彎曲徴が認められる．
　遠心舌側咬頭を除く3個の咬頭の咬頭頂から，咬合面の中央に向かい発達した**中心咬合面隆線（三角隆線）**が走り，その両側に副隆線がある．副隆線の発達は中心咬合面隆線に比べてかなり悪く，咬頭によってはみられないこともある．最も面積が狭く，高さも低い遠心舌側咬頭にはこれらの隆線はみられず，形はなだらかな丘状である．
　遠心頬側咬頭の中心咬合面隆線と，咬頭の広がりが大きい近心舌側咬頭の遠心副隆線とが連合し，1本の隆線になることがある（図 2-85）．この隆線を**斜走隆線**（oblique ridge）あるいは**対角隆線**（diagonal ridge）といい，連合部の遠心溝はこの隆線によって埋め立てられ溝は分断される．なお，斜走隆線は遠心頬側咬頭と近

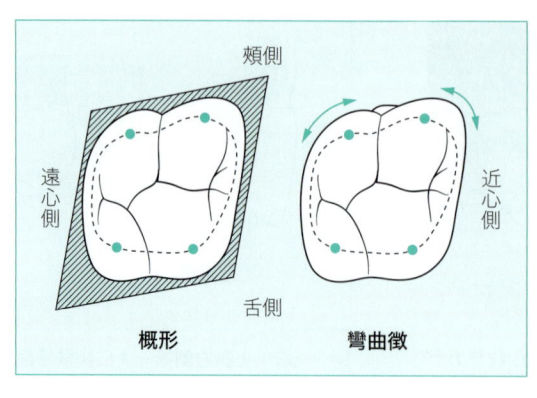

図2-84　上顎右側第一大臼歯咬合面

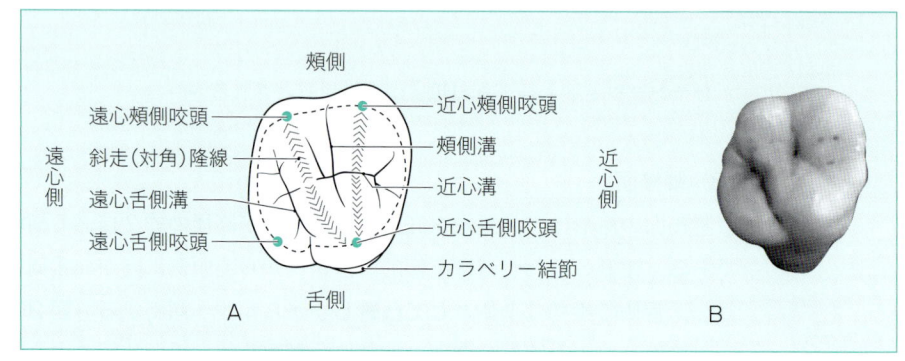

図2-85　斜走隆線（上顎右側第一大臼歯）
A：咬合面像，B：実習標本（新潟大学歯学部）

心舌側咬頭の中心咬合面隆線同士が，あるいは両咬頭の遠心副隆線同士が連合し，1本の隆線をつくることもまれにある．

　咬合面の近心縁，遠心縁にある辺縁隆線は発達し，とくに近心辺縁隆線の発達がよい．また，辺縁溝（横副溝）によって辺縁隆線が分断され，その一部が独立，肥厚して1，2個の**介在結節（辺縁結節）**をつくることがある（図2-86）．この結節は隣接面からもみることができる（図2-83）．

　4個の咬頭の間は深い溝になり，その位置によって名づけられる（図2-87）．近心舌側咬頭と近心頬側咬頭の間の溝を**近心溝**，近心舌側咬頭と遠心頬側咬頭の間の溝を**遠心溝**という．近心溝と遠心溝は中央で屈曲した1本の溝であり，合わせて**中心溝**という．

　頬側の2咬頭の間の溝を**頬側溝**といい，この溝は頬側面まで延長し**頬側面溝**と名前を変える．舌側の2咬頭の間および遠心の2咬頭の間の溝は遠心頬側から近心舌側に向かって斜めに走る．この溝は遠心寄りにあるので**遠心舌側溝**といい，舌側面に延長し**舌側面溝**と名前を変える．近・遠心辺縁隆線と頬・舌側咬頭の間には，それぞれ浅い頬・舌側副溝がある．

　咬頭間の溝の会合部は皿状にくぼみ窩を，溝と副溝の会合部は浅くくぼみ小窩をつくる．近心溝と遠心溝（中心溝）と頬側溝の会合部は歯の中心にあり，**中心窩**をつくり，遠心溝と遠心舌側溝の会合部は遠心舌側にあり，遠心舌側窩をつくる．ま

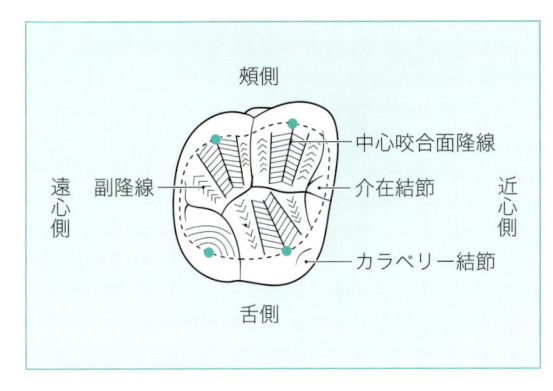

図 2-86　上顎右側第一大臼歯咬合面浮彫像

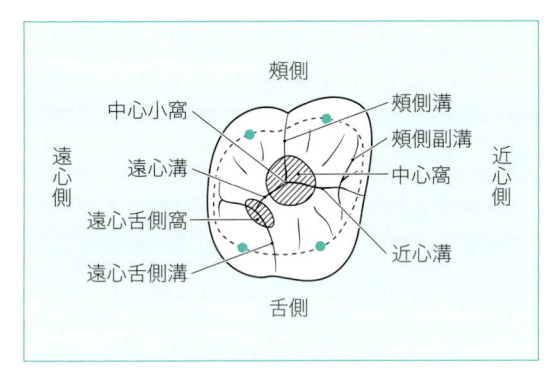

図 2-87　上顎右側第一大臼歯咬合面における溝，窩および小窩

た，近心溝と近心の頰・舌側副溝の会合部に近心小窩を，遠心舌側溝と遠心の頰・舌側副溝の会合部に遠心小窩をつくる．

2）歯頸部

歯頸線の彎曲は，前歯や小臼歯に比べて弱いが，近心面と遠心面の彎曲度の差は明らかであり，近心面の彎曲が遠心面より強い．

歯根の歯頸部に真珠に似た球状あるいは卵形の小さな塊がみられることがある（図 2-88）．この小塊を**エナメル滴**あるいは**エナメル真珠**といい，エナメル質だけでつくられるもの，象牙質もあるもの，さらに内部に歯髄があるものまで構造はさまざまである．また，歯根歯頸部だけでなく歯根分岐部，エナメル突起の先端，歯頸部以外の歯根表面に現れることもある．出現頻度は第三大臼歯に最も多く，次いで第二大臼歯であり，第一大臼歯ではまれである．

歯頸部の水平断面の形は，近・遠心縁の2辺，頰・舌側縁の2辺からつくられる角のとれた長方形であり，近心辺を除く3辺の中央は浅くくぼみ，とくに遠心辺のくぼみが深い（図 2-97 参照）．

3）歯　根

頰側に近心頰側根と遠心頰側根の2根，舌側に舌側根の計3本ある．歯根は，歯頸部からただちに分かれるのではなく歯頸側1/3付近で3本に分岐する（図 1-16，図 2-77 参照）．歯頸線から歯根分岐部までの歯根を**根幹**という．

2本の頰側根は近遠心的に強く圧平され，水平断面の形は頰舌的に大きい長円形である．遠心頰側根は近心頰側根より細く，短い．また，2根は歯根分岐部から中

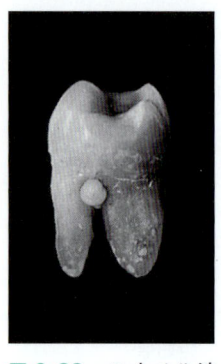

図2-88　エナメル滴（上顎左側第二大臼歯の遠心面）

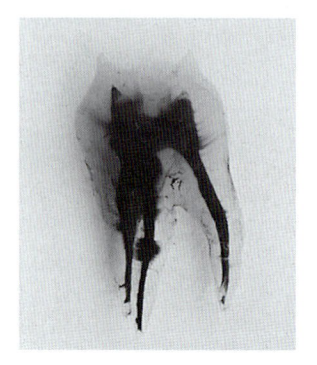

図2-89　上顎大臼歯歯髄腔

央までは平行であるか，根尖に向かってわずかに離開するが，根尖に近い部分では逆に2根が中央へ屈曲し，互いに近づく傾向がある．

舌側根は最も長く，頰側の2根とは逆に頰舌的にやや圧平され，水平断面は近遠心的に大きい長円形である．舌側面には上下に走る浅い溝がある．歯根分岐部から根尖に向かって舌側に傾き，頰側の2根とはしだいに離れる．

4）歯髄腔

髄室には髄室天蓋と髄室床がつくられ，髄室から根管への移行部である根管口は明らかになる．髄室の形は，歯冠の外形とほぼ一致し，厚径が幅径よりやや大きく，高径は低くとくに咬合面の陥凹部に応じて中央部が低い．髄室天蓋には4個の咬頭頂に相当する4つの髄室角がみられる．

根管は原則として単純根管であるが，近心頰側根の約半数は分岐根管である．分岐根管には側枝や根尖分岐が多く，網状根管もみられる（図2-89）．

2．上顎各大臼歯の形態の比較

上顎大臼歯の基本形は第一大臼歯にみられるが，3本の大臼歯は互いによく似ている（図2-75, 90～92）．

上顎各大臼歯の大きさや形態の違いは，第一大臼歯から，第二大臼歯，第三大臼歯へと遠心に向かうほど退化が進むことにある．したがって，遠心の歯ほど大きさは縮小し，形態は単純になる．とくに第三大臼歯の退化が第二大臼歯より著しいため，第二大臼歯と第三大臼歯の差は第一大臼歯と第二大臼歯の差より大きい．

このように，上顎各大臼歯の違いは質的な違いではなく，退化程度の差による量的なものであり，各大臼歯の大きさや形態は互いに移行する．そのため，同じ個体の各大臼歯あるいは第一大臼歯と第三大臼歯の判別ならまだしも，違う個体の各大臼歯あるいは第一大臼歯と第二大臼歯の判別は困難なことが多い．

遠心の大臼歯ほど退化が進むが，具体的な大きさや形態の推移は，もともと発達の悪い歯の遠心半部から退化すること，咬頭の退化，縮小により，各咬頭の咬頭頂

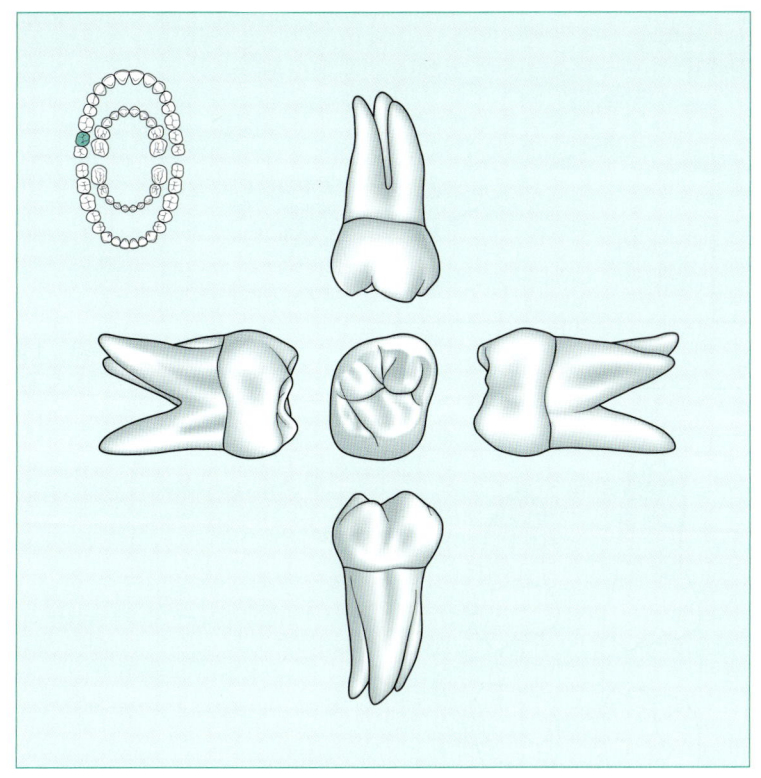

図 2-90　上顎右側第二大臼歯

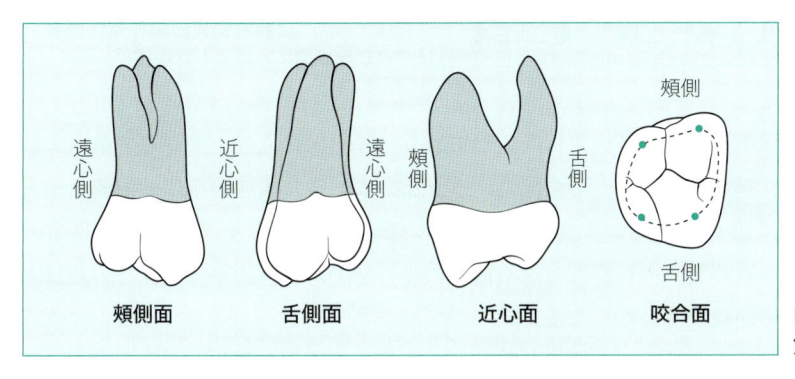

図 2-91　上顎右側第二大臼歯

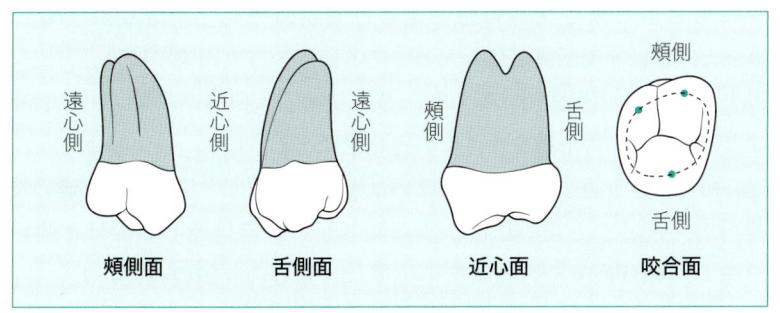

図 2-92　上顎右側第三大臼歯

　　間の距離が遠心の歯ほど小さくなることによる違いである．
　　遠心半部から退化することによって次の推移がみられる．
　　（1）咬合面の概形は，遠心半部が退化することによって，遠心の歯ほど近遠心的

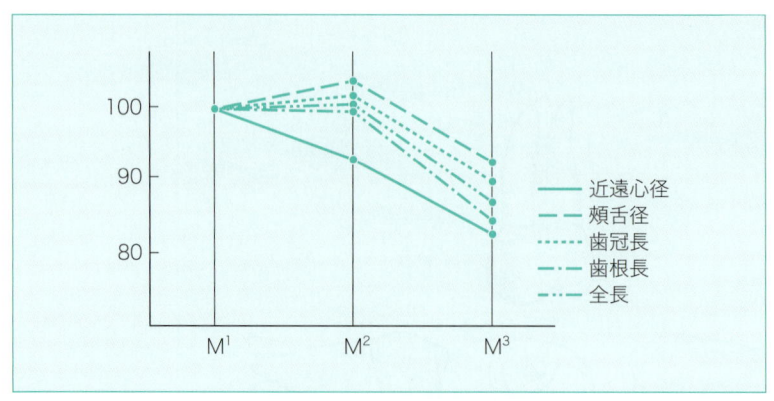

図 2-93 上顎大臼歯の相対的な大きさ

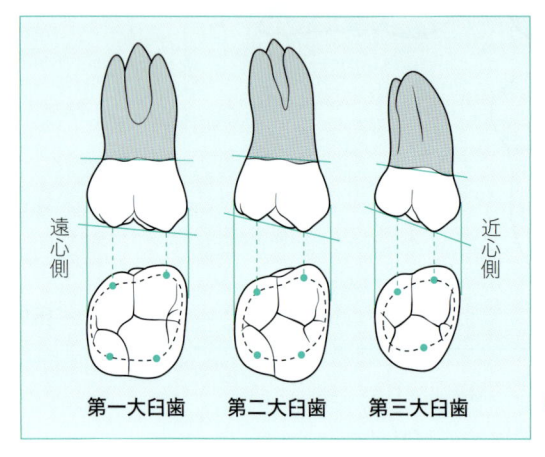

図 2-94 上顎右側大臼歯の頬側面および咬合面における形態の推移

により圧平された細長い平行四辺形になり，遠心部は丸みを帯びる．第一大臼歯と比べて，近遠心径を除く計測部位に差がないか，逆に大きい第二大臼歯も，近遠心径だけは第一大臼歯よりかなり小さい．（図2-93）．この形態の推移により，頬側面から近心面への移行部と遠心面への移行部の彎曲度の差は，遠心の歯ほど大きくなり彎曲徴が明らかになる．

（2）頬側の2咬頭，舌側の2咬頭とも，遠心の咬頭の退化が近心の咬頭より大きく，とくにもともと最も発達の悪い遠心舌側咬頭の退化が著しい（図2-94，95）．第一大臼歯は4咬頭歯がほとんどであるが，第二大臼歯では遠心舌側咬頭が退化，消失した3咬頭歯が10％みられ，さらに第三大臼歯の半数以上は3咬頭歯あるいは大臼歯としての形態をなさない退化形である．

（3）近心頬側咬頭と遠心頬側咬頭あるいは近心舌側咬頭と遠心舌側咬頭の咬頭頂を結ぶ線分の，近心から遠心に向かう歯頸側への傾斜は遠心の歯ほど強い（図2-94）．また，頬側面溝や舌側面溝の位置は，遠心の咬頭の退化が大きいため，遠心の歯ほど相対的により遠心に寄る．また，近心隅角と遠心隅角の彎曲度の差も遠心の歯ほど大きく，隅角徴がより明らかになる．

4個の咬頭頂間の距離が遠心の歯ほど縮小し，各咬頭が中心に集まることによっ

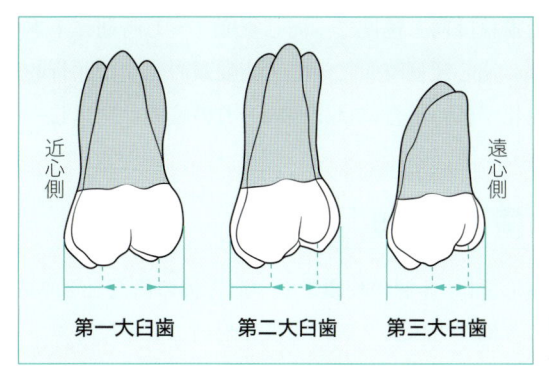

図 2-95 上顎右側大臼歯の舌側面における形態の推移

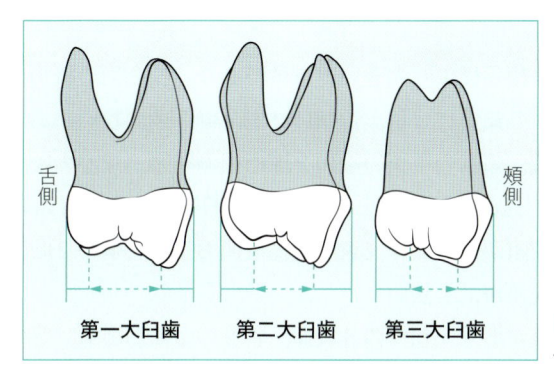

図 2-96 上顎右側大臼歯の遠心面における形態の推移

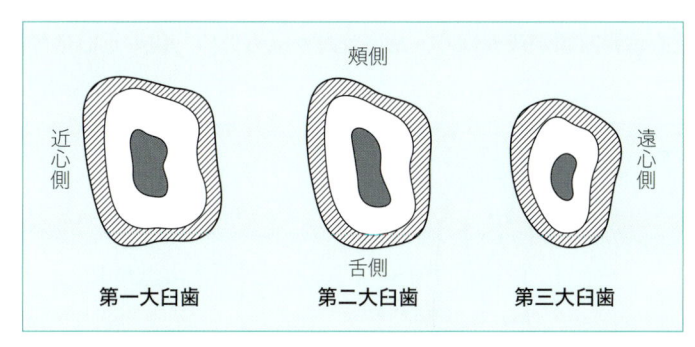

図 2-97 上顎右側大臼歯の歯頸部水平断面の推移

て次の推移がみられる．

（1）咬合面からみると，咬合面に占める固有咬合面の割合は遠心の歯ほど小さくなり，舌側面と頰側面のみえる範囲がより広くなる（図 2-94）．隣接面からみると，頰側咬頭頂と舌側咬頭頂が互いに近づくため，頰・舌側縁は咬合縁の近くで咬合面の中心に向かって強く傾斜する．とくに退化の大きい遠心の頰・舌側咬頭の傾斜が近心の 2 咬頭より強い（図 2-96）．

（2）歯頸部水平断面の形は遠心の歯ほど遠心辺と舌側辺が縮小し，丸みを帯びる（図 2-97）．

（3）各歯根の離開度は遠心の歯ほど小さくなり，歯根は互いに近づく．それに伴い歯根分岐部は根尖側に移動し，根幹は広くなり，やがて歯根は融合する．歯根の融合はまず頰側の 2 根が融合することが多いが，遠心頰側根と舌側根の融合が先行することもある．

なお，上に述べた推移は同じ速度で，同じ程度，同じ時期に1本の歯に現れるのではない．たとえば，遠心頬側咬頭と遠心舌側咬頭の退化は並行的に進むのではなく，一方の咬頭の退化が強い場合にはほかの一方の咬頭は発達し，相互補完作用が認められる．

3. 下顎大臼歯 (図2-98)

下顎大臼歯の基本形態は，5個の咬頭をもつ直方体の歯冠と2本の歯根からなる．咬頭の配列は頬側に3個，舌側に2個，歯根の配列は近心に1本，遠心に1本である．

1）歯　冠

歯冠は近遠心径が頬舌径より大きい直方体であり，咬合面の概形は角のとれた長方形に近い．咬合面の頬側に3個，舌側に2個，計5個の咬頭があり，その位置によって**近心頬側咬頭**，頬側の中央の咬頭を**遠心頬側咬頭**，遠心の咬頭を単に**遠心咬頭**，**近心舌側咬頭**，**遠心舌側咬頭**という（図2-99）．5個の咬頭の広がりには差があり，近心頬側咬頭が最も広く，遠心頬側咬頭および舌側の2咬頭はほぼ同じでそれに次ぎ，遠心咬頭が最も狭い．

咬頭の高さにも差があり，頬側の3咬頭，舌側の2咬頭とも，近心の咬頭が遠心の咬頭より高く，また，舌側の咬頭は頬側の咬頭より高い（図2-100）．したがって，近心舌側咬頭が最も高く，遠心咬頭が最も低い．歯の近心半部は遠心半部より

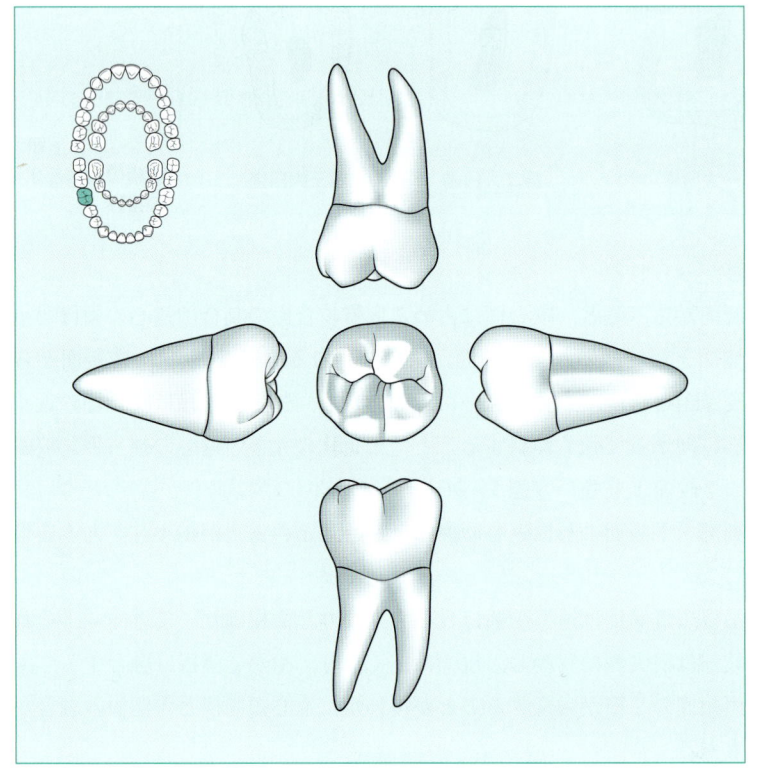

図2-98　下顎右側第一大臼歯

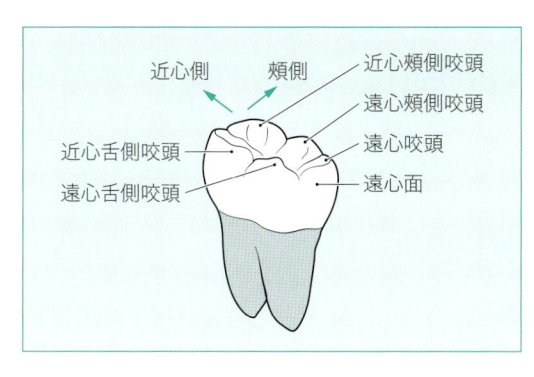

図2-99　下顎右側大臼歯の概形（遠心舌側からみたところ）

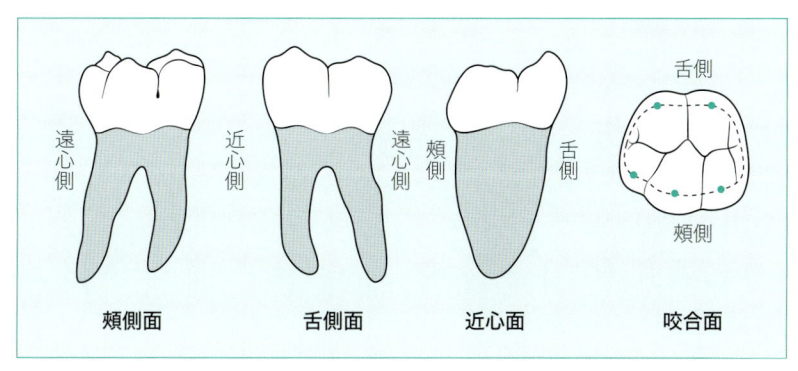

図2-100　下顎右側第一大臼歯

発達することが歯の原則であるので，近心の咬頭が遠心の咬頭より高い点は上顎大臼歯と同じである．しかし，頰側咬頭と舌側咬頭の高さの関係は上顎大臼歯とは逆である．

(1) 頰側面

　頰側面の概形は咬頭側で大きく，歯頸側に向かうにしたがい幅径が小さくなる台形である（図2-101）．頰側からみると，舌側咬頭が頰側咬頭より高いため，頰側咬頭だけでなく舌側咬頭の一部もみえる（図2-102）．

　頰側面の咬合縁は3個の咬頭の輪郭に応じた3つの山形を示し，頰側の3咬頭の咬頭頂を結ぶ線分は，近心の咬頭が遠心の咬頭より高いため，近心から遠心に向かって歯頸側に傾斜する．咬頭頂の形を頰側咬頭と舌側咬頭で比べると，頰側咬頭頂は舌側咬頭頂より鈍円である（図2-101）．

　頰側面の近心縁はほぼ直線であるが，遠心縁は側方へやや凸彎する．また，近心隅角（近心頰側咬合面点角）が鋭く突出するのに対し，遠心隅角（遠心頰側咬合面点角）は鈍円であり，隅角徴が認められる．

　頰側面の歯頸縁（線）は，近心から遠心に向かって根尖側にやや傾斜する．歯頸線の中央部が歯根分岐部に向かって突出し，歯頸線がV字形を描くことがある．とくに突出が著明であれば，この部のエナメル質をエナメル突起あるいは根間突起という．

　頰側面の中心のやや近心寄りに上下に走る溝と，遠心に歯頸側に向かって斜めに走る溝がある．ほぼ中心の溝は，咬合面で近心頰側咬頭と遠心頰側咬頭を分けた溝

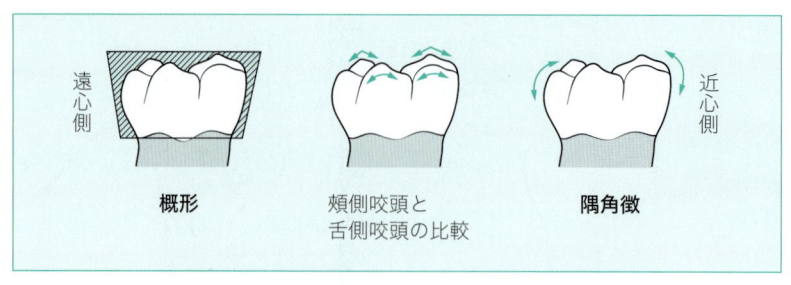

図 2-101　下顎右側第一大臼歯頬側面

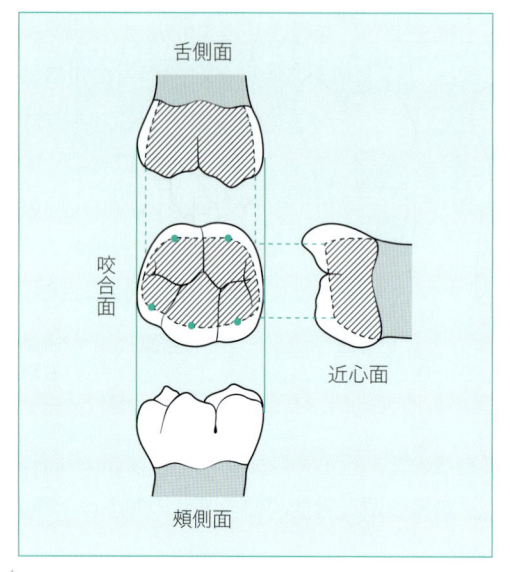

図 2-102　下顎右側第一大臼歯の咬合面，近心面，頬側面および舌側面の関係

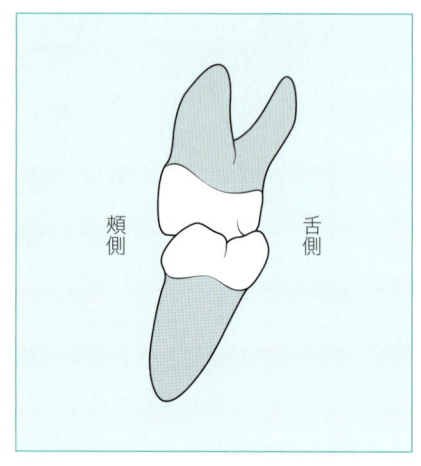

図 2-103　第一大臼歯の咬合（近心側からみたところ）

が遠心の溝は，遠心頬側咬頭と遠心咬頭を分けた溝が頬側面まで延長した溝であり，それぞれ**頬側面溝**，**遠心頬側面溝**という．頬側面溝は歯冠の 1/2 の高さで浅くくぼみ，頬側面小窩をつくって終わることが多いが，遠心頬側面溝は歯頸側に向かってしだいに浅くなり，歯冠の 1/2 の高さで自然に歯面に移行し消える．頬側面溝の両側には近・遠心頬側咬頭の咬頭頂から上下に走る 2 本の頬側面隆線がみられ，これらの隆線により頬側面は近遠心方向に豊隆する．

(2) 舌側面

舌側面の概形は頬側面とほぼ同じであるが，頬側面に比べて幅径が小さく，また，豊隆が弱く平面的である．ただし高径は，舌側咬頭が頬側咬頭より高いので，頬側面より高い．咬合縁は 2 個の咬頭の輪郭に応じた 2 つの山形を示し，咬頭頂の形は頬側咬頭頂に比べて鋭い．下顎大臼歯の頬側咬頭と舌側咬頭の高さと形態の関係は，上顎大臼歯とは逆であり，上顎大臼歯の頬側咬頭が高く，鋭いのに対し，下顎大臼歯は低く，鈍い．舌側咬頭はそれとは逆である．上・下顎大臼歯間における頬・舌側咬頭のこれらの違いは咬合と関係する（**図 2-103**）．上顎大臼歯は半咬頭分，頬側にずれて下顎大臼歯を覆い，低く鈍円な咬頭が反対顎の大臼歯のくぼみ

に入り，高く鋭い咬頭の半部は咬合に関与しない．

舌側の2咬頭の咬頭頂を結んだ線分は，近心舌側咬頭が遠心舌側咬頭より高いため，近心から遠心に向かって歯頸側に傾斜する．咬合面で近心舌側咬頭と遠心舌側咬頭を分けた溝は舌側面に延長し，**舌側面溝**になる．舌側面溝は，遠心舌側咬頭の幅径が近心舌側咬頭よりやや大きいため，中央よりやや近心寄りにある．この溝は歯頸側に向かってしだいに浅くなり歯冠の1/2の高さで自然に歯面に移行し消える．

(3) 隣接面

隣接面の概形は，歯頸縁を底辺とし，幅径が高径より大きい台形である．頰側の輪郭は，歯冠の歯頸側1/3までは歯頸側から咬頭側に向かって頰側に傾斜し，1/3からは咬頭側に向かい逆に舌側に強く傾斜する（図2-104）．それに対して舌側の輪郭は，ほぼ鉛直方向に舌側へ凸彎する弧を描く．隣接面からみた固有咬合面の輪郭は，頰側咬頭と舌側咬頭の中心咬合面隆線および辺縁隆線の尾根で形づくられ，全体としてくぼむ．

頰側咬頭と舌側咬頭の咬頭頂を結んだ線分は，舌側咬頭が頰側咬頭より高いため，舌側から頰側へ向かって歯頸側へ傾斜し，上顎大臼歯とは逆である．

本来の隣接面は，隣接面からみえる頰・舌側面および頰・舌側咬頭の一部を除いた領域で，概形は台形に近い（図2-102）．

(4) 咬合面

咬合面の概形は，近遠心径が頰舌径より大きい，角のとれた長方形である（図2-105）．頰側の輪郭は，頰側面の近遠心方向への豊隆が強いため，頰側へ凸彎し長いのに対し，豊隆が弱い舌側の輪郭はほぼ直線で短い．また，遠心の輪郭は，遠心面の頰舌方向への豊隆が強いため，遠心に凸彎するのに対し，豊隆の弱い近心の輪郭はほぼ直線である．

頰側面から隣接面への移行部の彎曲度は，近心面への移行が遠心面への移行より鋭く，彎曲徴が認められる．

咬合面からみると，舌側への傾斜が強い頰側面の広い範囲がみえ，固有咬合面は舌側寄りにある．固有咬合面の概形は近遠心的に大きい長円形である．

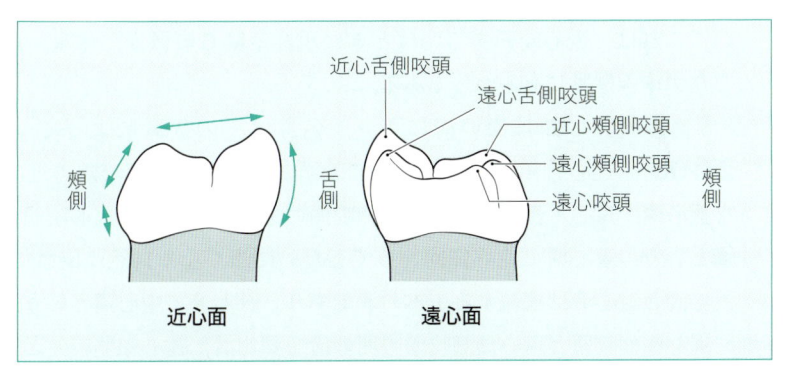

図2-104　下顎右側第一大臼歯隣接面

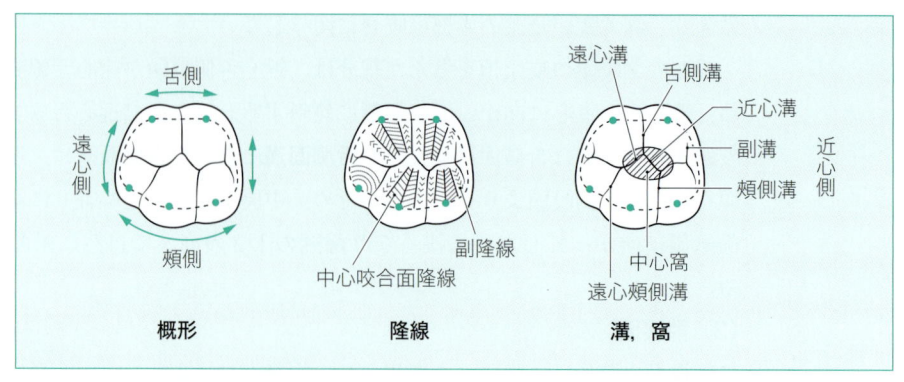

図 2-105　下顎右側第一大臼歯咬合面

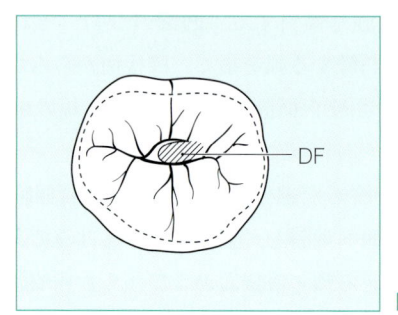

図 2-106　下顎右側第一大臼歯に現れた屈曲隆線（DF）

　遠心咬頭を除く4個の咬頭の咬頭頂から，咬合面の中央に向かい発達した**中心咬合面隆線（三角隆線）**が走り，その両側に副隆線がある．副隆線の発達は中心咬合面隆線に比べてかなり悪く，咬頭によってはみられないこともある．最も面積が狭く，高さも低い遠心咬頭にはこれらの隆線はみられず，形はなだらかな丘状である．

　近心舌側咬頭の中心咬合面隆線は**屈曲隆線**（deflecting wrinkle）といわれる特異な経過を示すことがある（図2-106）．この隆線は咬頭頂から始まる中心咬合面隆線が，中心溝に達したところでほぼ直角に遠心方向に屈曲し，中心溝にそって遠心舌側咬頭まで達する隆線である．

　咬合面の近心縁にある近心辺縁隆線はよく発達しているが，遠心辺縁隆線は存在しないか，存在しても低く，細く，痕跡的であり，隆線の形態をほとんどとらない．これは，遠心咬頭あるいはときに現れる**第6咬頭**が，本来，遠心辺縁隆線が存在すべき位置にあるからである．

　5個の咬頭の間は深い溝になり，名称はその位置によってつけられる（図2-105）．近心舌側咬頭と近心頬側咬頭および遠心頬側咬頭の近心半部の間の溝を**近心溝**，遠心舌側咬頭と遠心頬側咬頭の遠心半部および遠心咬頭の間の溝を**遠心溝**という．遠心溝は遠心に向かってしだいに浅くなり自然に歯面に移行し消える．近心溝と遠心溝は連続する1本の溝であり，合わせて**中心溝**という．

　近心頬側咬頭と遠心頬側咬頭の間の溝を頬側溝，遠心頬側咬頭と遠心咬頭の間の溝を**遠心頬側溝**といい，いずれも頬側面まで延長し，それぞれ**頬側面溝**，**遠心頬側**

面溝と名前を変える．舌側の2咬頭の間の溝を舌側溝といい，**舌側溝**は舌側面まで延長し，**舌側面溝**と名前を変える．近心辺縁隆線と頬・舌側咬頭の間にそれぞれ頬・舌側副溝がある．

咬頭間の溝の会合部は皿状にくぼみ，窩を，溝が浅い場合は浅くくぼみ，小窩をつくる．頬側溝，中心溝，舌側溝の会合部は歯の中心にあり，**中心窩**をつくり，中心溝と浅い遠心頬側溝の会合部は遠心にあり，遠心小窩をつくる．近心の頬・舌側副溝と近心溝の会合部に近心小窩をつくる．

下顎大臼歯の基本形は5咬頭歯であり，近心頬側咬頭は近心舌側咬頭の近心半部に，遠心頬側咬頭は舌側の2咬頭の間に相対する（**図2-105**）．近心頬側咬頭と遠心舌側咬頭は接触せず，頬側溝と中心溝の交点は舌側溝と中心溝の交点より近心にずれる．そのため，中心溝は舌側溝との会合部で舌側へ屈曲したV字形を示し，このV字と舌側溝とでY字形になり，Y型という（**図2-107**）．この形態は二次的に中心溝と頬・舌側溝とで十字形〔＋型（plus pattern）〕へ，さらに，舌側溝が頬側溝より近心にあるX字形（X型）へと変化する．5咬頭歯でY型の基本形は，中新世（2,300〜500万年前）から鮮新世（500〜250万年前）にかけての地層から発見された類人猿であるドリオピテクスのすべての下顎大臼歯に典型的にみられ，**ドリオピテクス型**（dryopithecus pattern）という．現代においても，日本人の80%近くの第一大臼歯はドリオピテクス型である．なお，進化とともに，咬合面溝はY型から＋型を経てX型に変わる．

5個の咬頭のほかに，遠心咬頭と遠心舌側咬頭の間に**第6咬頭**，舌側の2咬頭の間に**舌側中間副結節（第7咬頭）**が出現することがある（**図2-108**）．

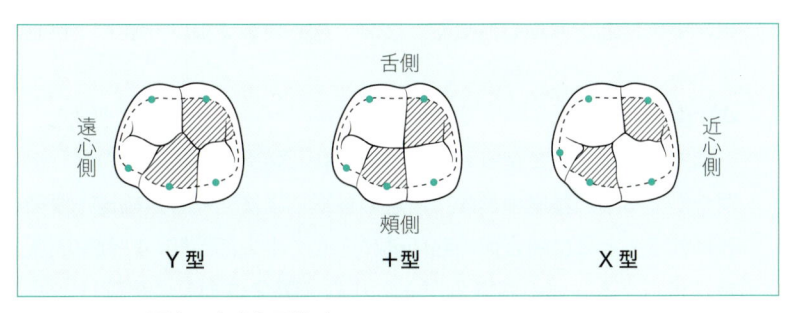

図2-107　下顎大臼歯咬合面溝型

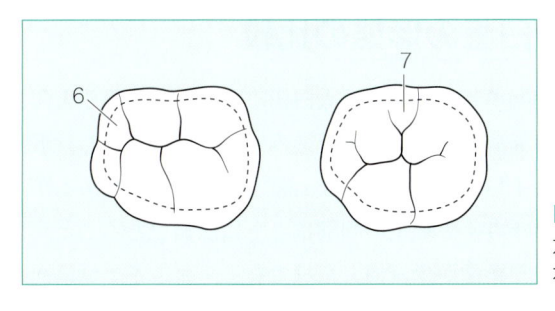

図2-108　下顎右側大臼歯の諸相
左：下顎大臼歯に出現した第6咬頭．
右：下顎大臼歯に出現した第7咬頭．

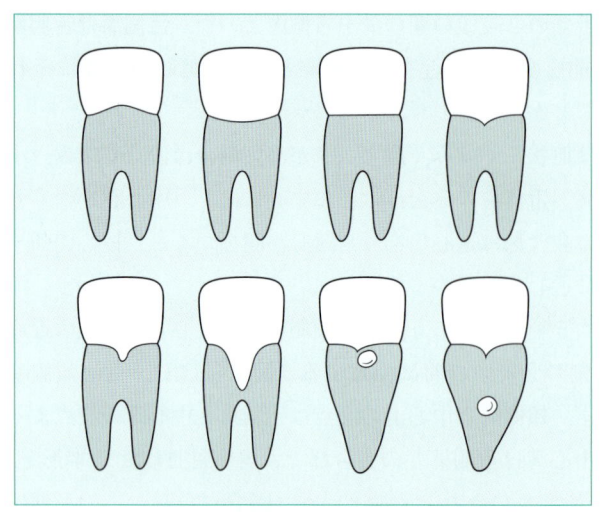

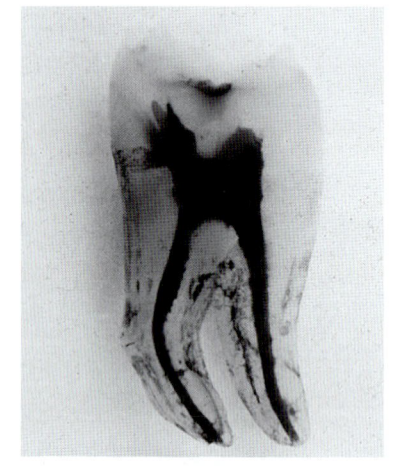

図 2-109　下顎大臼歯の頰側面における歯頸線のいろいろ
(Lasker)

図 2-110　下顎大臼歯の歯髄腔

2）歯頸部

歯頸線の彎曲は弱いが，近心面の彎曲は遠心面より強く，上顎大臼歯と同じである．頰側面の歯頸線の形態には変異が認められ，歯冠側に凸彎するものから，逆にほかの歯と同じように歯根側に凸彎するもの，さらに中央が歯根分岐部に向かって鋭く突出するものまでさまざまである（図 2-109）．水平断面の形は角のとれた四角形であり，頰側辺，舌側辺のほぼ中央にくぼみがある（図 2-117 参照）．

3）歯　根

近心根と遠心根の 2 本ある．いずれも近遠心的に圧平された形であるが，近心根は遠心根より強く圧平される．水平断面の概形は頰舌的に長い長円形であり，近心根は中央付近から遠心へ傾く．なお，遠心根が 2 根に分岐し，遠心副根をみることがある．

4）歯髄腔

髄室には髄室床と髄室天蓋がつくられ，髄室から根管への移行部である根管口は明らかである．髄室の形は，歯冠の外形とほぼ一致し，幅径が厚径より大きく，高径は低く，とくに咬合面の陥凹部に応じて中央部が低い．髄室天蓋には 5 個の咬頭頂に相当する 5 つの髄室角がみられる（図 2-110）．根管は，近遠心的な圧平が強い近心根は分岐根管，圧平が弱い遠心根は単純根管である．

4. 下顎各大臼歯の形態の比較

前述した下顎大臼歯の基本形は第一大臼歯にみられる．第一大臼歯から第二大臼歯，第三大臼歯へと遠心の歯ほど退化が進み，大きさは縮小し，形態は単純になる（図 2-98, 111 ～ 114）．この推移は上顎大臼歯と同じであるが，各大臼歯間の差は上顎大臼歯より小さく，順位の判別はさらに困難である．とくに第一大臼歯と第二大臼歯は概形や浮彫像がほぼ同じだけでなく，大きさもほぼ同じか第二大臼歯

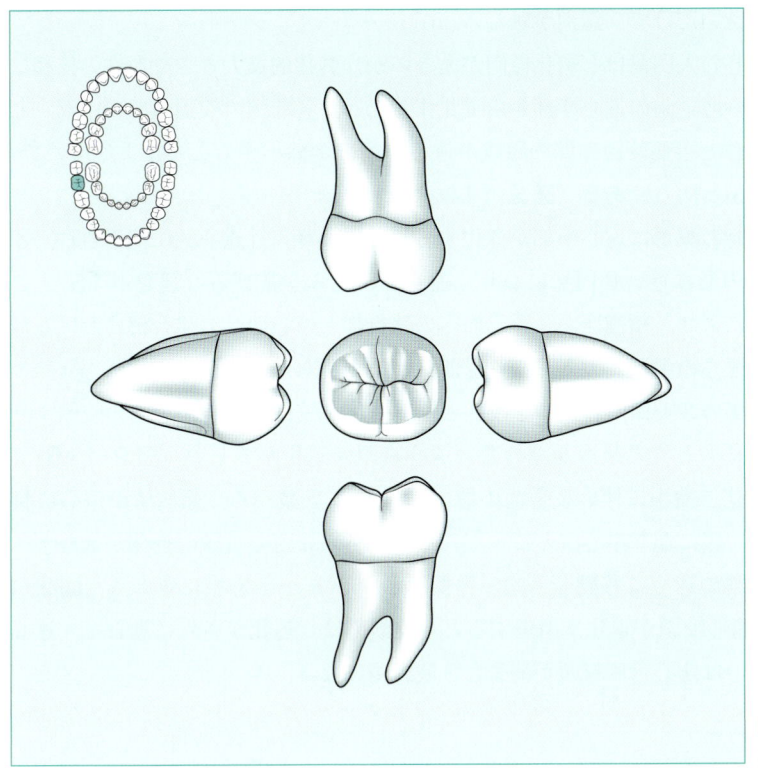

図2-111 下顎右側第二大臼歯

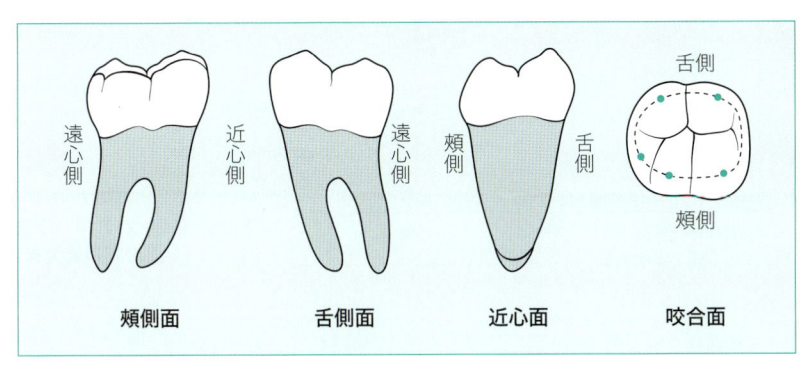

図2-112 下顎右側第二大臼歯

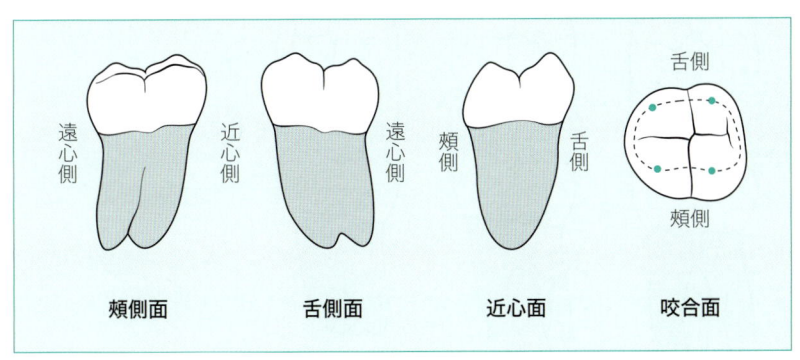

図2-113 下顎右側第三大臼歯

がやや小さいだけで，鑑別が難しい．

　（1）遠心の大臼歯ほど退化傾向が大きいが，具体的な大きさや形態の推移はもともと発達の悪い歯の遠心半部から退化すること，各咬頭の咬頭頂間の距離，とくに頰側咬頭頂と舌側咬頭頂間の距離が遠心の歯ほど縮小することによる違いであり，上顎大臼歯と同じである（図2-114〜116）．

　（2）歯冠の概形は遠心半部が退化することにより，近遠心的に圧平され，遠心の歯ほど正円形に近い長円形になり，遠心部が丸みを帯びる（図2-115）．この概形の推移により，頰側面から近心面への移行部と遠心面への移行部における彎曲度の差は，遠心の歯ほど大きくなり彎曲徴がより明らかになる．

　（3）頰側の3咬頭，舌側の2咬頭とも，遠心の咬頭の退化が近心の咬頭より大きく，とくにもともと最も発達の悪い遠心咬頭の退化が著しい（図2-115）．遠心咬頭の退化，縮小に伴い咬合面の溝は基本形のY型から，頰側溝が遠心に移動し舌側溝と一線になり中心溝とで＋型になる．さらに遠心咬頭の退化が進むと，頰側溝が舌側溝の遠心に移動し，頰・舌側溝と中心溝とでX型に変わる（図2-108，115）．遠心咬頭が退化，消失すると4咬頭歯に，退化がさらに進むと，遠心頰側咬頭あるいは遠心舌側咬頭が消失し3咬頭歯になる．

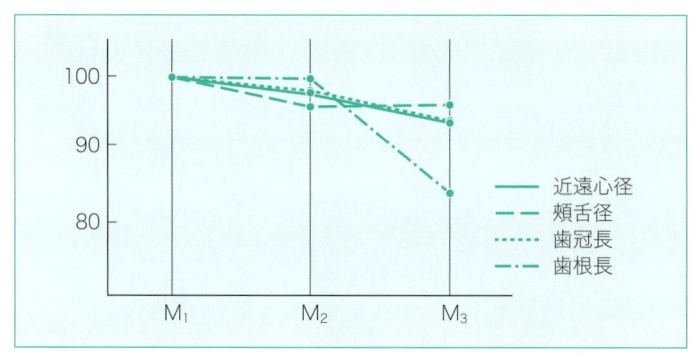

図2-114　下顎大臼歯の相対的大きさ

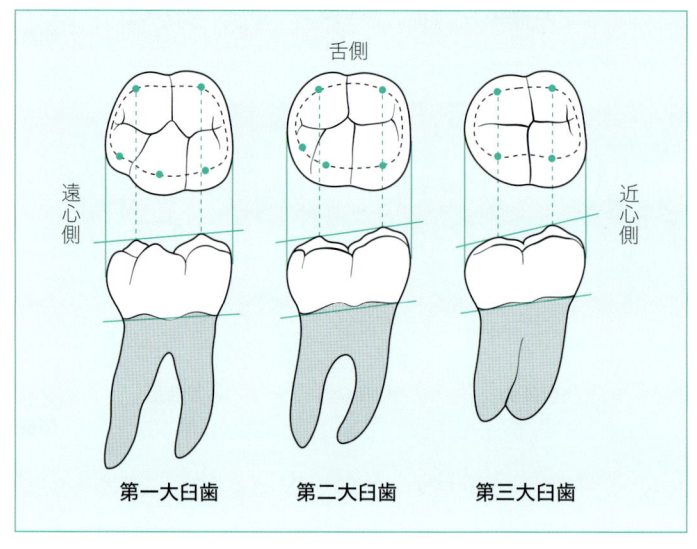

図2-115　下顎大臼歯の咬合面と頰側面における形態の推移

（4）頰側の3咬頭頂，舌側の2咬頭頂を結ぶ線分の，近心から遠心に向かう歯頸側への傾斜は遠心の歯ほど強い（図2-115）．また，遠心咬頭の縮小に伴い，遠心舌側溝は遠心の歯ほど遠心へ移動し，短く，浅くなり，遠心咬頭が退化，消失するとこの溝はなくなる．

（5）舌側咬頭の退化が頰側咬頭より先行するため，舌側の2咬頭が咬合面の中心に近づき，頰・舌側咬頂間の距離は遠心の歯ほど小さくなる．隣接面からみても，舌側咬頭と頰側咬頭の高さの差は小さくなり，舌側咬頭頂と頰側咬頭頂を結んだ線分の歯頸側への傾斜は遠心の歯ほど水平に近づく（図2-116）．

（6）咬合面からみると，頰・舌側咬頭，とくに退化の大きい舌側咬頭が頰舌的中央に寄るため，頰・舌側面，とくに舌側面がみえる範囲は遠心の歯ほど大きい．したがって，咬合面に占める固有咬合面の割合は遠心の歯ほど小さくなる．

（7）歯頸部の水平断面の形は，遠心の歯ほど頰舌的に圧平され第三大臼歯の退化が著しい（図2-117）．

（8）近心根と遠心根の離開度は遠心の歯ほど小さくなり，歯根は互いに近づき，やがて，2本の歯根は融合する．

歯根が融合するときは，2根の頰側部がまず融合し，舌側部の融合はそれより遅れる．この場合，頰側からみると歯根は1本に，舌側からみると深い溝がある2本にみえる．根尖からみると，この形は軒先の雨樋の断面に似ているので**樋状根**(といじょうこん)（gutter-shaped root）という（図2-118）．

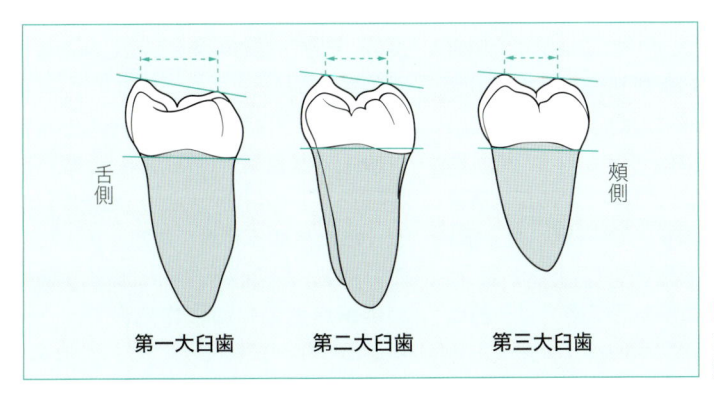

図2-116 下顎大臼歯の遠心面における形態の推移

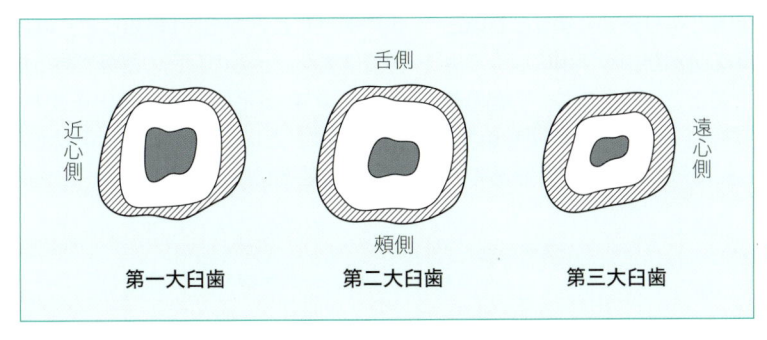

図2-117 下顎大臼歯の歯頸部水平断面の推移

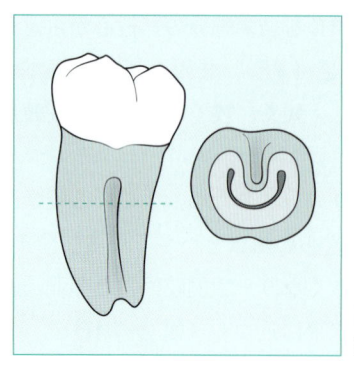

図 2-118　樋状根
右は点線部分の断面図

　樋状根は第二大臼歯の 30％にみられるが，第一大臼歯にはみられず，第三大臼歯は舌側も融合した 1 根の割合が多く 10％みられるにすぎない（藤田・中山）．したがって，樋状根は第一大臼歯の 2 根から第三大臼歯の 1 根になる過程の第二大臼歯に特徴的にみられる移行形態である．

Column　親知らずと智歯

　第三大臼歯は「親知らず」や「智歯」の別名をもちます．

　「智歯」は英語の wisdom tooth の訳語であることはよく知られています．明治 9（1876）年に初版が刊行された『初学人身窮理』全 2 冊は，慶応義塾社の松山棟庵と森下岩楠の共訳ですが，上巻の凡例には「此書ハ亜国ノ大医カットル氏ノ原著ニシテ」とあります．「第三章　歯ノ事」に，「上下四枚ノ奥歯ヲウイスドムト云ウ．ウイスドムトハ智恵ト云フ義ナリ．齢ヒ二十歳ノ頃ニ至ラザレバ決シテ此歯ヲ生スル事ナシ．故ニウイスドムノ名ヲ下セシナリ」という記載があります．すなわち第三大臼歯は物事の分別がつく年頃になって生える歯ということです．そして，下巻の巻末に「原語註訳」の一覧をあげていて，「ウイスドム」に対して「智歯」をあてています．

　「親知らず」の語源は，寿命が今より短かった時代，親の死後に子どもの第三大臼歯が生えることから，あるいは子どもが成長し，親が子どもの歯を気にしなくなった頃に生えるからとされていますが，「親知らず」という言葉は古い歴史をもちます．

　『新訂　大言海』（新訂版第 55 版）では「親知らず」の用例として，『毛吹草（うぶさくら）』にある「姥桜生ゆる若葉や親知らず」をあげています．『毛吹草』は松江重頼が編集した俳諧作者のために作法書で，正保 2（1645）年，京都で刊行されたもので，重頼は京都で撰糸商（せんし）を営む富裕な町人で俳人であったことから，「親知らず」は江戸語ではなく，上方（かみがた）の庶民の言葉であったと思われます．『毛吹草』で初出とすれば，「親知らず」という単語は 350 年以上の歴史をもつことになります．

近心根の近遠心的な圧平は遠心の歯ほど弱く，近心からみると根尖はより尖ってみえる．

根管の基本は，近心根は頬側と舌側の2根管に分かれる分岐根管，遠心根は単純根管で3本あるが，遠心の歯ほど近心根は単純根管になる．3根管の割合は，第一大臼歯80％，第二大臼歯77％，第三大臼歯30％と遠心の歯ほど，とくに第三大臼歯で低い．

Ⅷ 永久歯の大きさ

日本人の永久歯の大きさを**表2-1**に示す．

表2-1 永久歯の計測値　　　　　　　　　　　　　　　　　　　　　　　　　　　　（単位　mm）

歯種		冠長 男	冠長 女	根長 男	根長 女	全長 男	全長 女	唇(頬)舌径 男	唇(頬)舌径 女	近遠心径 男	近遠心径 女
上顎	1	11.39	10.99	12.04	11.42	23.65	22.52	7.35	7.28	8.67	8.55
	2	9.87	9.45	12.26	11.67	22.39	21.29	6.62	6.51	7.13	7.05
	3	10.44	9.91	15.19	14.27	25.92	24.39	8.52	8.13	7.94	7.71
	4	8.38	8.1	12.11	11.67	20.66	19.9	9.59	9.43	7.38	7.37
	5	7.63	7.37	13.26	12.34	21.01	19.8	9.41	9.23	7.02	6.94
	6	6.95	6.7	11.87	11.35	18.5	18.11	11.75	11.4	10.68	10.47
	7	7.16	6.73	11.89	11.56	19.04	18.28	11.85	11.31	9.91	9.74
	8	6.27	6.03	10.03	10.61	16.35	16.66	10.79	10.5	8.94	8.86
下顎	1	8.57	8.56	11.46	10.55	20.06	19.5	5.88	5.77	5.48	5.47
	2	9	8.65	12.28	11.72	21.43	20.63	6.43	6.3	6.2	6.11
	3	10.1	9.59	14.11	13.26	24.51	22.99	8.14	7.5	7.07	6.68
	4	8.24	8.09	13.01	12.4	21.42	20.6	8.06	7.77	7.31	7.19
	5	7.69	7.4	13.19	12.49	20.92	20.04	8.53	8.26	7.42	7.29
	6	6.7	6.43	13.44	13.03	20.09	19.53	10.89	10.55	11.72	11.32
	7	6.47	6.2	13.39	12.72	19.65	18.81	10.53	10.2	11.3	10.89
	8	6.17	5.96	11.11	11.32	17.16	17.04	10.28	10.02	10.96	10.65

（下顎大臼歯は近心舌側咬頭における計測値）　　　　　　　　　　　　　　　　　　（権田）

3章 乳　歯

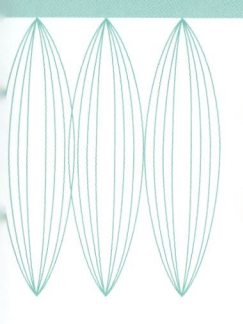

　乳歯は下顎乳中切歯が萌出する生後8カ月ころから上顎第二乳臼歯が萌出する2歳半ころにかけて順次萌出し，6〜12歳の間に萌出した順に脱落し，代生歯と交換する第一生歯の歯である．歯式は i$\frac{2}{2}$ c$\frac{1}{1}$ m$\frac{2}{2}$ = 20 である．

　乳歯が機能する期間は5年半〜9年程度と永久歯に比べて短いが，この時期は身体的，精神的発育が最も盛んな乳・幼児期と学童期にあたる．乳歯は離乳食から幼児食，固形食を咀嚼するための器官としてだけでなく，永久歯の正常な発育や萌出を誘導し，さらにかむことによって咀嚼に関与する筋および筋が付着する骨の成長を促すうえでも重要である．

　第一生歯である乳歯の特徴は，第二生歯の代生歯より原始的な形態を保持していることにある．

　早期に発生する器官ほど原始的形態であり，遅くなるほど複雑な形態になるという個体発生の原則からもうなずける．そのため，乳歯は小児歯科学だけでなく，霊長類や古生物の化石と比較することによってヒトの進化を推定する系統発生学や形質人類学などにおいても重要視される．たとえば，永久歯の大きさや形態が異なる集団でも，乳歯が類似していれば系統関係は近いとされる．

Ⅰ　乳歯の形態的特徴

　乳前歯の形態は代生歯の前歯によく似ているが，乳臼歯の形態や大きさの比率は代生歯の小臼歯とは異なり，同じ第一生歯の大臼歯に似ている．
　代生歯あるいは加生歯に比べて以下の点が異なる．

1．大きさ

　代生歯に対する乳歯の相対的大きさをみるために，代生歯の値（権田）を100としたときの乳歯の値（杉山）を片対数にしてグラフに示す（図3-1）．乳前歯はすべての計測部位で代生歯の前歯より小さいが，縮小率は縮小コピーのような相似的な縮小ではなく，計測部位によって異なる．すなわち，歯冠長の縮小率が最も大きく，次いで唇舌径，近遠心径の順であり，歯根長が最も小さい．したがって，乳前歯は前歯に比べて，歯冠長に対して歯根長が著しく長く，唇舌径に対し近遠心径が比較的大きな歯である（図3-2）．

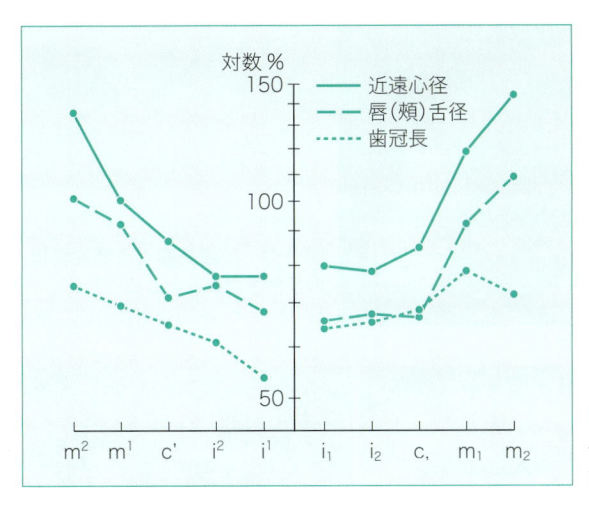

図3-1　乳歯歯冠の相対的大きさ
代生歯の値を100とした場合の乳歯の値を片対数グラフで示した

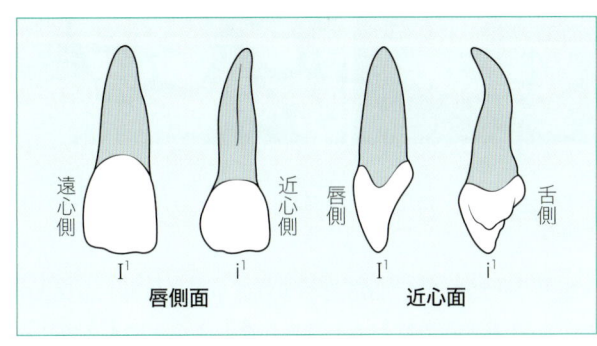

図3-2　上顎右側中切歯の唇側面と近心面における乳歯と代生歯の比較
全長が同じになるようにして比較した

乳臼歯の近遠心径についてみると，上顎第一乳臼歯と代生歯の上顎第一小臼歯はほぼ同じであるが，ほかの下顎第一乳臼歯と上下顎第二乳臼歯はそれぞれの代生歯より大きい．頬舌径は，上下顎第一乳臼歯は上下顎第一小臼歯より小さく，上下顎第二乳臼歯は上下顎第二小臼歯より逆に大きい（図3-1）．歯冠長はすべての乳臼歯で小臼歯より小さく，乳前歯と同じである．

したがって，乳歯は代生歯に比べて，歯冠長が短く近遠心径が比較的大きい歯である．

2. 歯冠の色

永久歯が黄白色であるのに対し，乳歯は乳白色あるいは青白色である．歯冠の色はエナメル質を透してみた象牙質の色であるから，象牙質の色が異なることによる．

3. 歯冠歯頸部

乳歯の歯冠歯頸部には**歯帯**（シンギュラム）という帯状の隆起がある．歯帯は歯の進化において最も重要な形質の1つとされ，咬頭や結節の多くは歯帯に由来する．とくに上下顎第一乳臼歯の頬側面の発達がよく，その近心基底部で強く豊隆し**臼歯結節**（mesiobuccal tubercle or ridge）をつくる（p.82，図3-3参照）．臼歯結節は乳歯特有の結節であり，永久歯にはみられない．

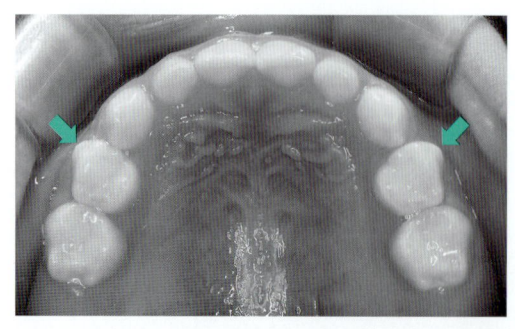

図3-3 臼歯結節（上顎左側第一乳臼歯の咬合面からみたところ）
（新潟大学・早﨑治明教授のご厚意による）

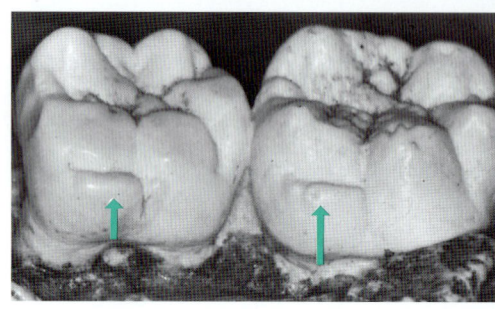

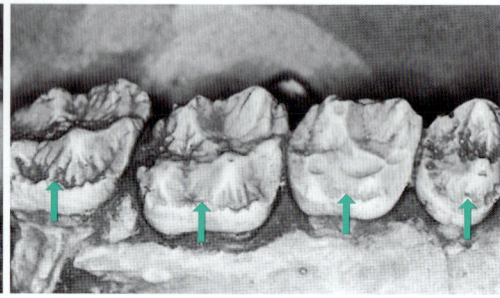

図3-4 歯帯（シンギュラム）
左：アウストラロピテクスの下顎左側第一・第二大臼歯頬側面，右：ドリオピテクスの上顎右側第二小臼歯，第一・第二・第三大臼歯の舌側面

　歯帯は類人猿ドリオピテクス，375万〜100万年前に生存した猿人アウストラロピテクス，150万〜30万年前の原人ホモ・エレクトスなどの永久歯にみられる原始的形質である（図3-4）．そのため，原始的形態を保持している乳歯にはみられるが，現代人の永久歯では退化，消失しほとんどみられない．乳歯の近遠心径や唇（頬）舌径の縮小率が歯冠長より小さい要因の1つは歯帯の存在にある．

4．咬合面

　乳臼歯を隣接面からみると，歯頸部が歯帯によって豊隆するため，頬側面と舌側面は歯頸部から咬頭側へ向かって中央方向へ強く傾く（図3-5）．したがって，咬合面からみると，頬側面と舌側面の広い範囲がみえ，咬合面に占める固有咬合面の割合は小臼歯や大臼歯に比べて著しく小さい．

5．歯冠・歯根移行部

　近遠心径が比較的大きいのに対し，歯根は細く，そのうえ歯頸部には歯帯があるので，歯冠から歯根への移行部のくびれは永久歯よりはるかに大きい．

6．歯　根

　乳前歯の歯根は中央付近で唇側に屈曲し，乳臼歯の各歯根は大きく離開する．これらは代生歯胚が成長する場を与えるためである．

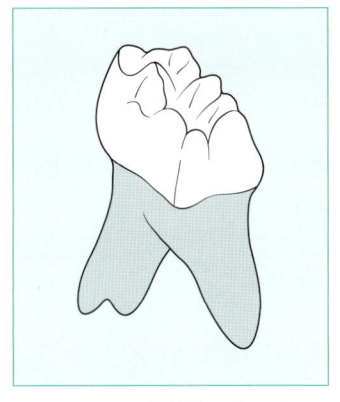

図 3-5 下顎右側第一乳臼歯の概形（遠心舌側からみたところ）
固有咬合面の占める割合が小さい

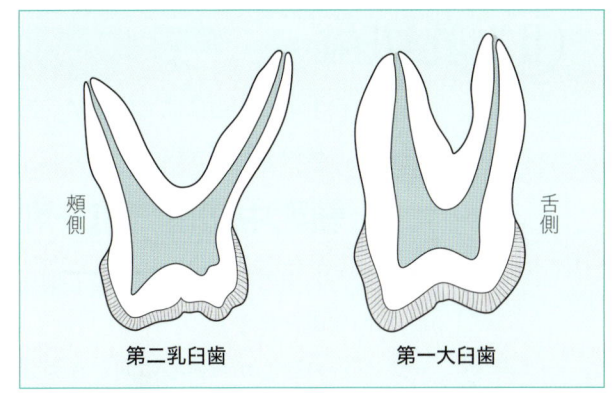

図 3-6 上顎右側第二乳臼歯と第一大臼歯の歯髄腔の比較（頬舌的に切断）

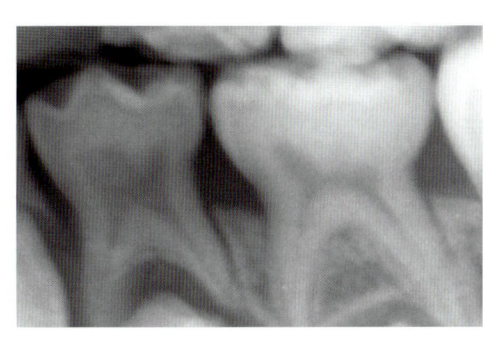

図 3-7 タウロドンティズムを示すエックス線写真
第一大臼歯に比べて，第二乳臼歯歯髄が大きいことがわかる．（新潟大学・早﨑治明教授のご厚意による）

7. 歯髄腔

　歯の大きさに対し歯髄腔は大きく，乳臼歯の根管は大臼歯より根尖側で分かれる（図3-6）．この形態は20万～3万5,000年前，ヨーロッパに生息した旧人ネアンデルタールの大臼歯にみられる原始的形質であり，**タウロドンティズム（広髄歯，taurodontism）**という（図3-7）．

8. エナメル質および象牙質の厚さ

　相対的にも，絶対的にも永久歯より薄い．エナメル質の厚さは永久歯の約1/2であり，象牙質は約3/4である．また，乳歯は永久歯に比べて有機質を多く含むので齲蝕になりやすく，進行も早く，容易に歯髄に波及する．

　まとめると，乳歯の特徴は，歯帯やタウロドンティズムなどの原始的形質を保持していること，大きさは歯冠長が小さく，近遠心径が比較的大きいことにあるといえる．

Ⅱ 乳切歯

形態は代生歯の切歯に似ているが，近遠心径に比べて歯冠長が著しく小さく，歯根は細く，長い（図3-8）.

1. 上顎乳中切歯（第一乳切歯）

前述した乳歯の一般的特徴を最も備えている乳切歯である．そのほかに以下の点が上顎中切歯と異なる．

(1) 切縁の近心から遠心に向かう歯頸側への傾斜は中切歯より強く，隅角徴と歯根徴がより明らかである．

(2) 唇・舌側面の隆線や結節の発達は中切歯より悪く，溝も浅く凹凸が少ないため，歯面は平面的にみえる．

(3) 歯根は中央付近で唇側に強く屈曲し，唇側面に上下に走る溝がある．この溝は類人猿にしばしば認められる原始的形質であり，上顎中切歯にはみられない．

2. 上顎乳側切歯（第二乳切歯）

乳中切歯に比べて以下の点が異なる．

(1) 近遠心径が乳中切歯に比べてとくに小さく，全体として細長くみえる（図3-9）．

(2) 切縁の近心から遠心に向かう歯頸側への傾斜は乳中切歯よりさらに強く，隅角徴と歯根徴がより明らかである．

(3) 歯根の唇側への屈曲度は乳中切歯より弱く，唇側面に上下に走る溝はみられない．

3. 下顎乳中切歯（第一乳切歯）

代生歯の下顎中切歯と同じ特徴をそなえ，上顎乳切歯との違いも代生歯間の違いとほぼ同じである．

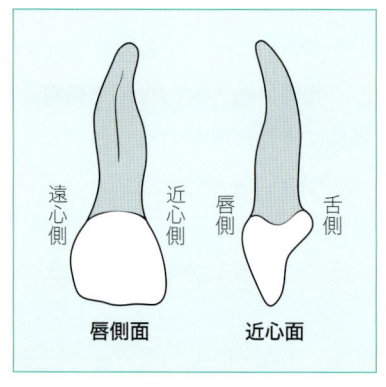

図3-8　上顎右側乳中切歯

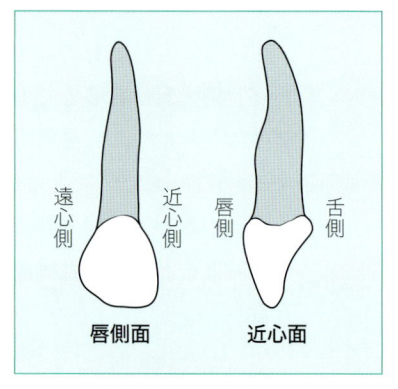

図3-9　上顎右側乳側切歯

図 3-10　下顎右側乳中切歯　　図 3-11　下顎右側乳側切歯

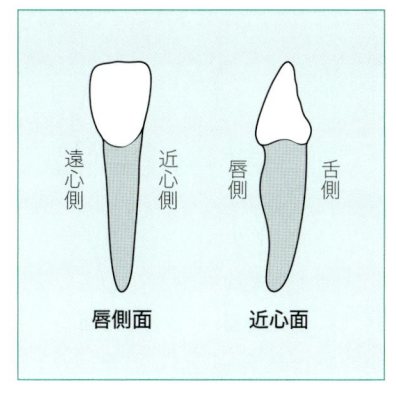

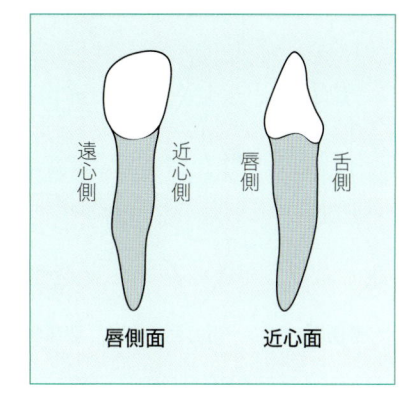

　(1) 歯冠の大きさが最も小さい乳切歯である．とくに歯冠近遠心径が小さく，全体として細長くみえる（図 3-10）．
　(2) 歯の近心半部と遠心半部との間に大きさや形態の差がなく，ほぼ同形，同大である．切縁も水平に経過し，隅角徴と歯根徴はほとんど認められず，この 2 つの特徴からこの歯の近心と遠心を決定することは困難である．しかし，歯帯が唇側面の近心歯頸部で明らかに豊隆するため彎曲徴は認められ，彎曲徴から近心と遠心を決定できる．
　(3) 唇・舌側面の隆線，結節の発達は上顎乳切歯より悪く，溝も浅く凹凸が少ないため，歯面は平面的にみえる．
　(4) 歯根は中央付近で唇側に屈曲し，唇側面に溝もみられるが，上顎乳中切歯に比べて屈曲度は弱く，溝は浅い．

4．下顎乳側切歯（第二乳切歯）

　上顎乳側切歯とほとんど同じ形態であるが，近遠心径，唇舌径が小さいため，全体的に細長くみえる．隅角徴，彎曲徴，歯根徴は明らかに認められる（図 3-11）．

Ⅲ　乳犬歯

1．上顎乳犬歯

　概形や浮彫像は代生歯の犬歯と同じであるが，犬歯とは以下の点が異なる．
　(1) 近遠心径に比べて歯冠長がかなり小さい（図 3-12）．とくに歯頸側の縮小が切縁側より著しく，そのため，犬歯の近・遠心隅角が切縁側約 1/3 にあるのに対し，乳犬歯はほぼ中央にある．いいかえれば，近心隅角と遠心隅角を結ぶ線分から尖頭側の高さと歯頸側の高さはほぼ同じである．
　(2) 唇側面は，中心唇側面隆線によってほぼ同形，同大の近心半部と遠心半部に 2 分され，隅角徴がはっきりしないことが多い．したがって，近心切縁と遠心切縁

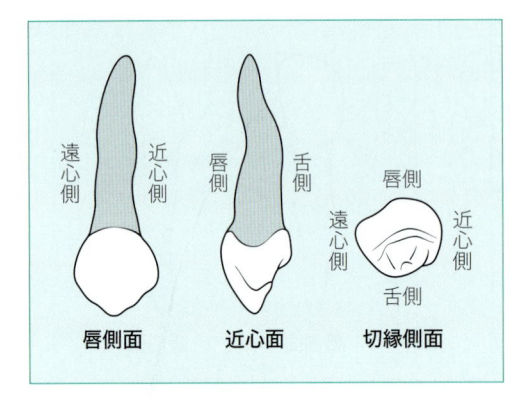

図 3-12　上顎右側乳犬歯

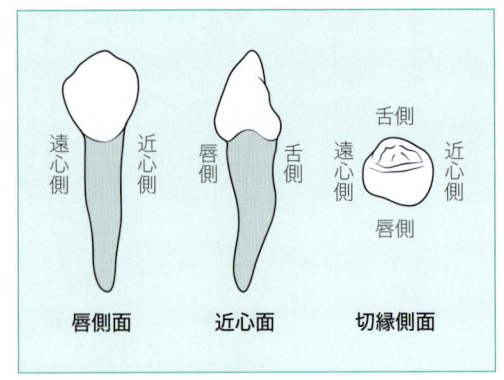

図 3-13　下顎右側乳犬歯

の長さはほぼ同じであることが多く，ときには犬歯とは逆に，近心切縁が遠心切縁より長いこともある（図 3-12）．

（3）唇側面の歯頸部にある歯帯の近・遠心端から唇側面の近・遠心縁に沿って下降し，近・遠心隅角に達する細長い隆線があることが多い．この隆線は原人ホモ・エレクトスの犬歯に明らかに認められる原始的形質であり，現代人の犬歯にはみられない．

2．下顎乳犬歯

代生歯の下顎犬歯の形態に似ている．上・下顎乳犬歯間にみられる大きさや形態の相違は，上・下顎犬歯間にみられる相違と基本的に同じであり，下顎乳犬歯は上顎乳犬歯より細長く，歯面は平面的にみえる（図 3-13）．

唇側面からみると，上顎乳犬歯の尖頭がほぼ中央にあるのに対し，下顎乳犬歯は近心寄りにある．近心切縁は遠心切縁より短く，上顎乳犬歯でははっきりしない隅角徴が認められる．

Ⅳ　乳臼歯

1．上顎第一乳臼歯

乳臼歯の形態や大きさの比率は代生歯の小臼歯とは異なり，同じ第一生歯の大臼歯に似ている（図 3-14）．

乳臼歯の形態は基本的に第一大臼歯に似ているが，上顎第一乳臼歯の形態は第一大臼歯とは異なり，また，代生歯の第一小臼歯や遠心にある第二乳臼歯とも異なる．上顎第一乳臼歯には，上顎小臼歯と同じ 2 咬頭歯から上顎第一大臼歯と同じ 4 咬頭歯までさまざまな移行形がみられる（図 3-15）．

1）歯　冠

近心頰側咬頭と近心舌側咬頭は発達しているが，遠心頰側咬頭と遠心舌側咬頭は

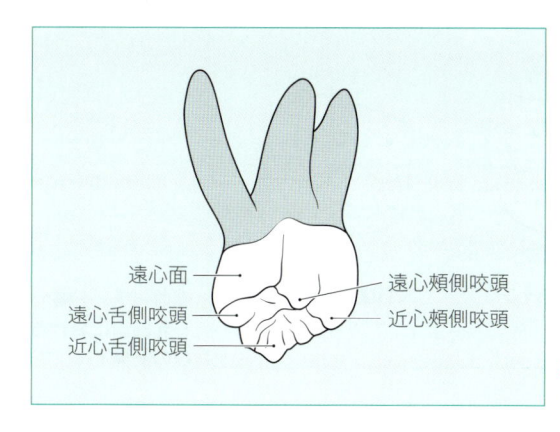

図3-14　上顎右側第一乳臼歯の概形（遠心頬側からみたところ）

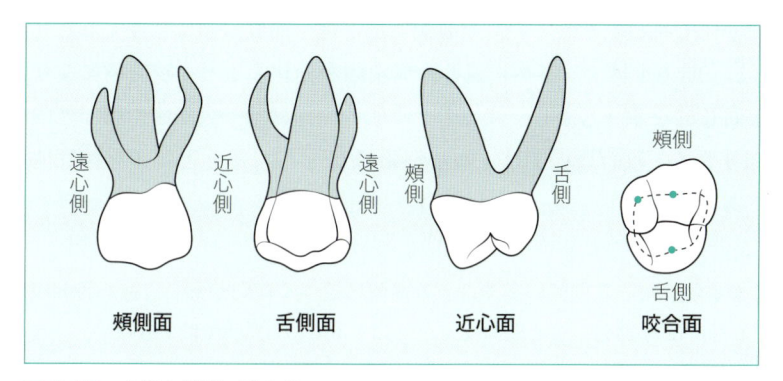

図3-15　上顎右側第一乳臼歯

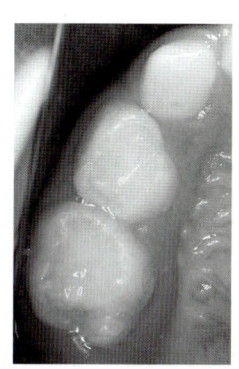

図3-16　上顎右側乳犬歯，第一・第二乳臼歯の咬合面観（新潟大学・早﨑治明教授のご厚意による）

存在しないか，存在しても発達が悪い．これは遠心の2咬頭が辺縁隆線あるいは歯帯の一部から分化，独立し咬頭になる途上にあるからである．そのため，遠心の2咬頭に相当する部の形態は，わずかに豊隆するものから，結節になるもの，さらに咬頭になるものまでさまざまである（図3-15，16）．どの程度発達した結節を咬頭と認めるかによって，上顎第一乳臼歯の基本形を2咬頭歯にするか，あるいは3咬頭歯，4咬頭歯にするかが異なる．

遠心にある2咬頭の発達程度によって，次の2つのタイプに分かれる（図3-17）．

(1) 小臼歯タイプ

遠心の2咬頭がみられないと，頬側咬頭と舌側咬頭の2咬頭歯であり，このタイプは代生歯の小臼歯に最も似ている乳臼歯である．しかし，この場合でも咬合面の遠心頬側部と遠心舌側部には咬頭に分化する兆しがみられることが多く，この点が小臼歯とは異なる．とくに頬側咬頭の遠心に独立した結節が認められ，遠心頬側咬頭への分化をうかがわせることが多い．

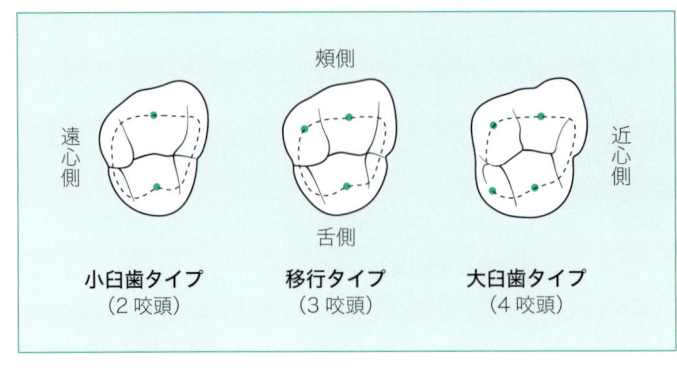

図 3-17 上顎右側第一乳臼歯における咬頭数の変異

(2) 大臼歯タイプ

咬頭への分化の兆しをみせていた遠心頬側部が遠心頬側咬頭に発達すると 3 咬頭歯になる．3 咬頭歯を経て，さらに遠心舌側咬頭が分化すると 4 咬頭歯になり，第一大臼歯と同じになる．しかし，遠心の 2 咬頭の発達は第一大臼歯や第二乳臼歯に比べてかなり悪く，咬合面の溝は上顎小臼歯の H 字形に遠心舌側溝を付け加えたような形である．

埴原によると，第一乳臼歯の多くは 4 咬頭歯に近づく傾向があり，遠心舌側咬頭が欠如するものは約 34％，遠心頬側咬頭が欠如するものは約 8％にすぎない．

頬側面の概形は咬頭側で大きく，歯頸側に向かいしだいに幅径が小さくなる台形である．頬側面の歯頸部には発達した歯帯がみられ歯頸部は帯状に隆起する．歯帯は近心基底部で頬側面隆線と合流し発達した**臼歯結節**をつくる（図 3-3, 18）．臼歯結節は根尖側にも強く豊隆するため，歯頸線は遠心から近心に向かって根尖側に著しく傾き，したがって，頬側面の近心縁は遠心縁よりかなり長い．

歯帯は歯頸部を取り囲むだけでなく，その近心端，遠心端から頬側面の近心縁，遠心縁にそって下降し咬合縁に達する（図 3-18）．歯帯の咬頭側への延長を歯帯下降部といい，歯帯下降部は近・遠心隅角部で小さな結節をつくって終わることが多い．

咬合面からみると，頬側縁は臼歯結節のある近心部で突隆し，彎曲徴は明らかである（図 3-19）．

2) 歯 根

頬側に近心頬側根と遠心頬側根の 2 根，舌側に舌側根の計 3 本あり，第一大臼歯と同じである．形も同じであり，2 本の頬側根は近遠心的に圧平された長円形，舌側根は逆に頬舌的に圧平された長円形である．舌側根は頬側の 2 根より長く，近心頬側根は遠心頬側根より長い．歯根の数，形，長さの関係は第一大臼歯と同じであるが，各歯根は大きく離開する．

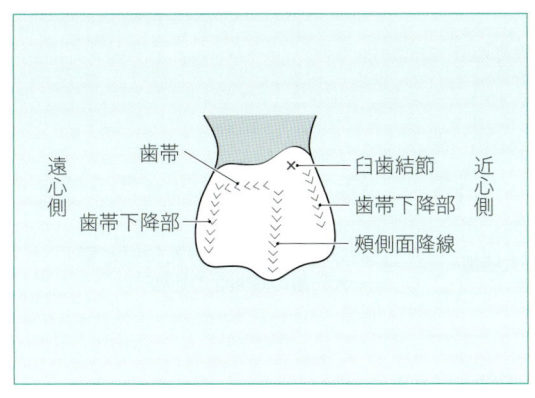

図 3-18　上顎右側第一乳臼歯頬側面の隆線と歯帯を示す模型図

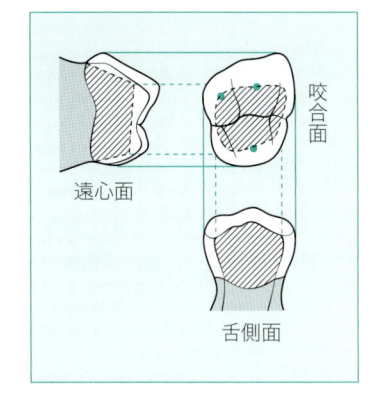

図 3-19　上顎右側第一乳臼歯の咬合面，遠心面，舌側面の関係

2. 上顎第二乳臼歯

第一大臼歯とほぼ同じ形態であり，鑑別がむずかしいが，以下の点が異なる（図 3-20 ～ 22）．
（1）大きさは第一大臼歯より小さく，とくに歯冠長が小さい．
（2）歯帯の存在により歯頸部が豊隆し，歯冠から歯根にかけてのくびれは第一大臼歯より大きい．
（3）遠心舌側咬頭の発達は第一大臼歯より悪い．したがって，遠心舌側咬頭は第一乳臼歯では分化の開始期に，第二乳臼歯では分化の途上に，第一大臼歯では分化が完了した段階にある．
（4）歯根は第一大臼歯に比べて細長く，大きく離開する．

3. 下顎第一乳臼歯

下顎乳臼歯の形態は代生歯の下顎小臼歯とは異なるが，小臼歯の歯冠を頬舌的に圧縮し，近遠心的に伸張させると歯冠の概形は似てくる．
下顎第一乳臼歯は 4 咬頭歯あるいは 5 咬頭歯，歯根は近心根と遠心根がある複根歯で第一大臼歯とほぼ同じである（図 3-23, 24）．

1）歯　冠

近遠心径が頬舌径より大きい直方体である．咬頭は，下顎第一大臼歯と同じ近心頬側咬頭，遠心頬側咬頭，近心舌側咬頭，遠心舌側咬頭および遠心咬頭がある 5 咬頭歯と遠心咬頭がない 4 咬頭歯がそれぞれ半数ある．

頬側面の歯頸部には発達した歯帯があり，歯帯は近心基底部で近心頬側咬頭の頬側面隆線と合流し発達した臼歯結節をつくる（図 3-25）．臼歯結節の存在により，歯頸線は遠心から近心に向かって根尖側に著しく傾く．歯帯の近・遠心端から頬側面の近・遠心縁に沿って上昇する歯帯上昇部がみられる．上顎第一乳臼歯と同じである．

咬合面の概形は，近遠心径が頬舌径より大きい角のとれた長円形である（図

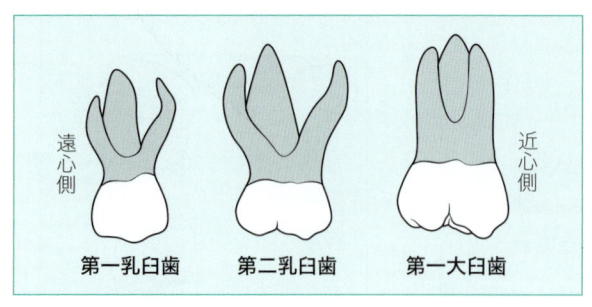

図3-20 上顎右側乳臼歯と第一大臼歯の頰側面の比較

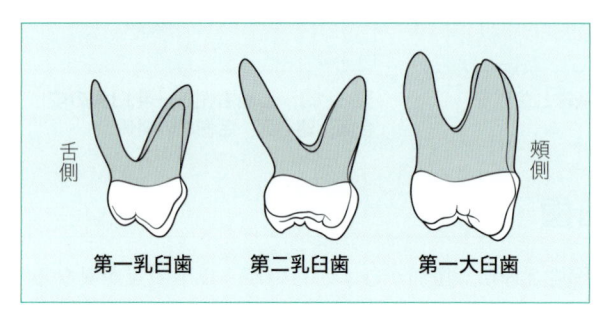

図3-21 上顎右側乳臼歯と第一大臼歯の遠心面の比較

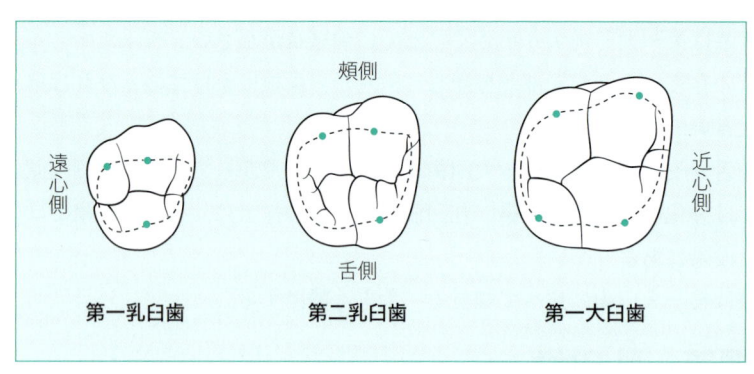

図3-22 上顎右側乳臼歯と第一大臼歯の咬合面の比較

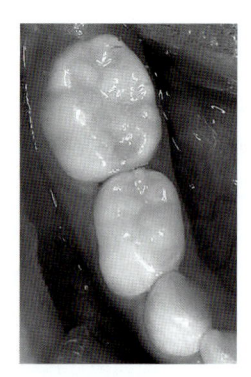

図3-23 下顎右側乳犬歯，第一・第二乳臼歯（咬合面からみたところ）
（新潟大学・早﨑治明教授のご厚意による）

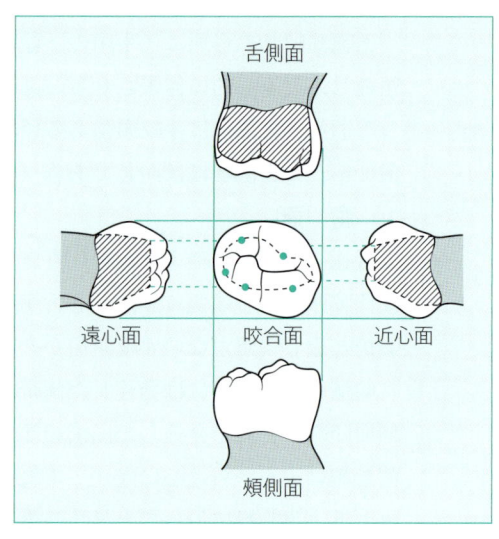

図3-24 下顎右側第一乳臼歯

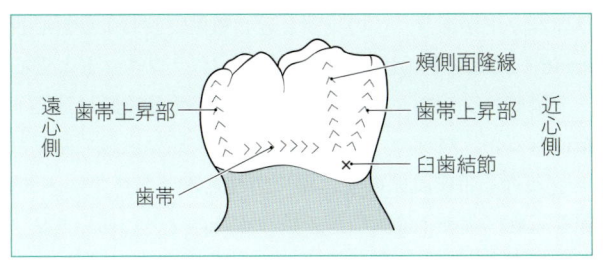

図 3-25 下顎右側第一乳臼歯頰側面の隆線と歯帯を示す模型図

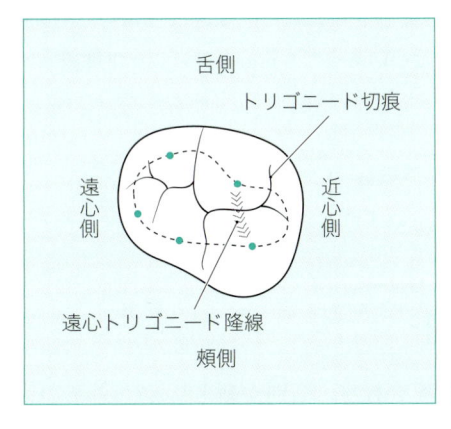

図 3-26 下顎右側第一乳臼歯咬合面

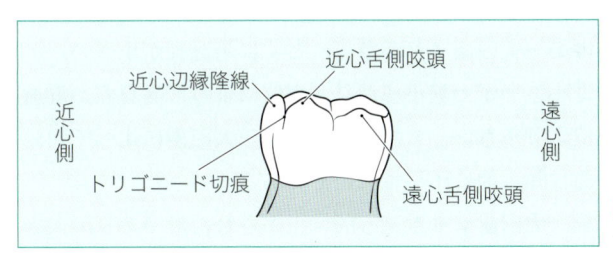

図 3-27 下顎右側第一乳臼歯舌側面

3-24）．咬合面の頰側縁は臼歯結節のある近心部で突隆し，彎曲徴は明らかである．近心の 2 咬頭の咬頭頂間の距離は，遠心の 2 咬頭の咬頭頂間の距離よりかなり小さく，遠心の 2/3 以下であることが多い（図 3-26）．そのため，固有咬合面の概形は先端を近心に向けた卵円形であることが多く，さらに近心の 2 咬頭頂間の距離が縮まると三角形に近い卵円形になる．

近心頰側咬頭と近心舌側咬頭の中心咬合面隆線が連合し 1 本の隆線になることが多い．この隆線を**遠心トリゴニード隆線**（distal trigonid crest，図 3-26）といい，連合部の中心溝はこの隆線によって埋め立てられ分断する．

また，近心舌側咬頭と近心辺縁隆線の間に**トリゴニード切痕**（trigonid notch）という深い切れ込みがある（図 3-26, 27）．

　　遠心トリゴニード隆線は始新世の原猿類の大臼歯に典型的にみられ，猿人アウストラロピテクスやホモ・エレクトスの大臼歯にも認められる原始的形質であり，現代人の大臼歯にはみられない．
　　一部の化石人類や原始霊長類の乳臼歯と大臼歯には，近心舌側咬頭の近心にもう 1

つの咬頭パラコニッドがあり，この咬頭と近心頰側咬頭および近心舌側咬頭により三角形（trigonid）ができる（p.98 コラム参照）．パラコニッドと近心頰側咬頭は近心トリゴニード隆線によって，近心頰側咬頭と近心舌側咬頭は遠心トリゴニード隆線によって結ばれるが，パラコニッドと近心舌側咬頭は隆線で結ばれない．そのためパラコニッドと近心舌側咬頭の間は深く切れ込み，トリゴニード切痕をつくる．現代人の下顎第二乳臼歯や下顎大臼歯ではパラコニッドと近心トリゴニード隆線は退化・消失し，切痕もないが，第一乳臼歯だけには遠心トリゴニード隆線とトリゴニード切痕が残されている．遠心トリゴニード隆線は三角形（trigonid）の遠心にあった隆線であるから，歯の近心にあっても遠心トリゴニード隆線という．

2）歯　根

近心根と遠心根の2本あり，いずれも近遠心的に強く圧平された形で，大きく離開する．

4．下顎第二乳臼歯

第一大臼歯とほぼ同じ形態であり，鑑別が難しいが，以下の点が異なる（図3-28～31）．

　（1）大きさは第一大臼歯より小さく，とくに歯冠長が小さい．
　（2）大きさは小さいが，縮小率は計測部位によって異なり，近遠心径の縮小率がほかの計測部位より小さい．したがって，第一大臼歯に比べて頰側面は上下的に圧平され，咬合面は頰舌的に圧平された形である．
　（3）歯根は第一大臼歯より近遠心的に圧平された形であり，大きく離開する．

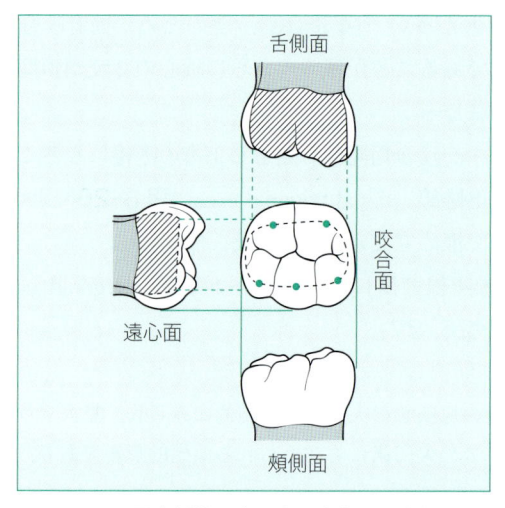

図3-28　下顎右側第二乳臼歯の咬合面，遠心面，頰側面および舌側面の関係

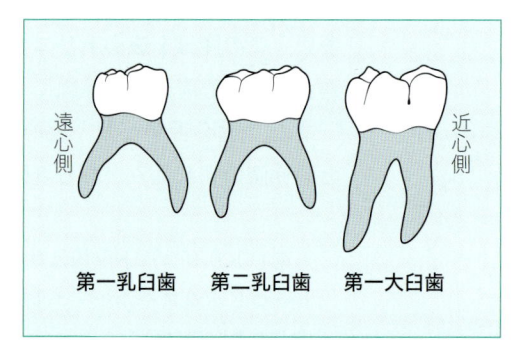

図3-29　下顎右側乳臼歯と第一大臼歯の頰側面の比較

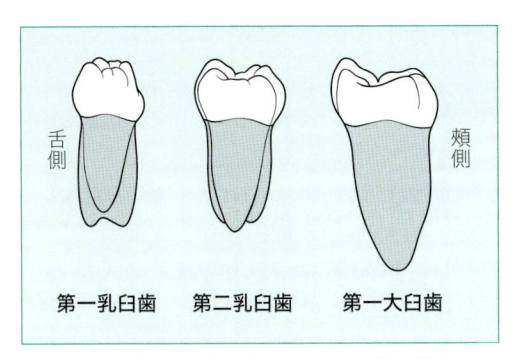

図 3-30　下顎右側乳臼歯と第一大臼歯の遠心面の比較

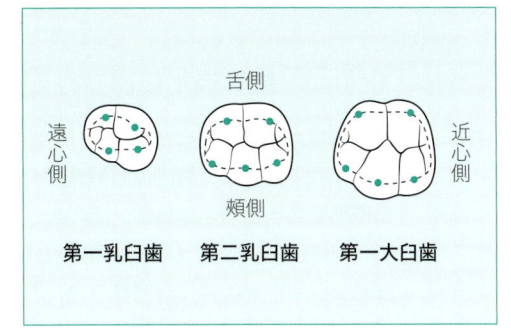

図 3-31　下顎右側乳臼歯と第一大臼歯の咬合面の比較

Ⅴ 乳歯の大きさ

日本人の乳歯の大きさを**表 3-1**に示す．

表 3-1　乳歯の計測値　　　　　　　　　　　　　　　　　　　（単位　mm）

歯種		歯冠長 男	歯冠長 女	歯根長 男	歯根長 女	唇(頬)舌径 男	唇(頬)舌径 女	近遠心径 男	近遠心径 女
上顎	A	6.18	6.06	11.51	11.00	4.98	4.95	6.64	6.72
	B	6.02	5.57	11.81	10.92	4.91	4.95	5.47	5.51
	C	6.73	6.30	13.23	12.57	5.99	5.77	6.91	6.74
	D	5.84	5.71	9.76	9.40	8.84	8.82	7.39	7.44
	E	5.61	5.62	11.43	11.20	10.28	10.18	9.51	9.57
下顎	A	5.47	5.25	9.87	9.61	3.84	3.87	4.34	4.27
	B	5.87	5.81	11.49	11.01	4.32	4.27	4.85	4.79
	C	6.80	7.04	11.84	11.59	5.44	5.48	5.94	5.93
	D	6.49	6.35	10.14	9.59	7.43	7.17	8.72	8.45
	E	5.52	5.65	10.29	10.57	9.23	9.06	10.67	10.64

（杉山乗也，1969 より）

Column 歯の進化にまつわる咬頭の名づけ方

アメリカの古生物学者のコープは食虫類にみられる三結節性の臼歯が哺乳類の臼歯の原形であると考えました．その後，オズボーンは臼歯の咬頭（結節）の命名体系を提唱し，コープの考えを発展させ，爬虫類の歯から三結節性の哺乳類の臼歯に進化してくる過程に関する仮説を唱えました．この仮説理論はコープが提唱し，オズボーンが発展させたので，コープ・オズボーンの三結節説（Cope-Osborn's tritubercular theory）とよばれています．オズボーンがコープの仮説を発展させる際，彼は臼歯の咬頭の発生の順序による命名体系を提唱しました．けれども，発生学者や古生物学者から批判があり，その後，修正を施さなければなりませんでした（新三結節説）．

実際の咬頭の発生順序が三結節説で想定したものと異なっていたので，オズボーンの命名法は改める必要がありましたが，三結節説が広く知れ渡ってしまったことから，三結節説に対して異を唱える人も，実際の咬頭の発生順序とは異なっていることを前提にして，オズボーンの提唱した咬頭の命名法が用いられています．

その命名法を表にまとめると以下のようになります．なお，基本原則として，上顎の咬頭の語尾はコーン-cone ですが，下顎ではニッド-conid と命名します．

上顎	舌側	プロトコーン（protocone）原錐	トリゴン（trigon）
	近心頬側	パラコーン（paracone）旁錐	
	遠心	メタコーン（metacone）後錐	
	遠心舌側	ハイポコーン（hypocon）次錐	タロン（talon）
下顎	近心頬側	プロトコニッド（protoconid）原錐	トリゴニッド（trigonid）
	最近心舌側	パラコニッド（paraconid）旁錐	
	近心舌側	メタコニッド（metaconid）後錐	
	遠心頬側	ハイポコニッド（hypoconid）次錐	タロニッド（talonid）
	遠心	ハイポコニュリッド（hypoconulid）次小錐	
	遠心舌側	エントコニッド（entoconid）内錐	

最初に発生，分化する3つの咬頭（たとえば，上顎ではプロトコーン，パラコーン，メタコーン）を結ぶと三角形ができるので，これをトリゴン（三錐野：下顎ではトリゴニッド）と名づけます．なお，その後，トリゴンの遠心側にタロン（距錐野）が発生します．上顎ではタロンにハイポコーンが発育します．

咬頭の進化の学説については、三結節説，新三結節説，それに続く切断磨砕型三結節説（tribosphenic tritubercular theory）などがあります．

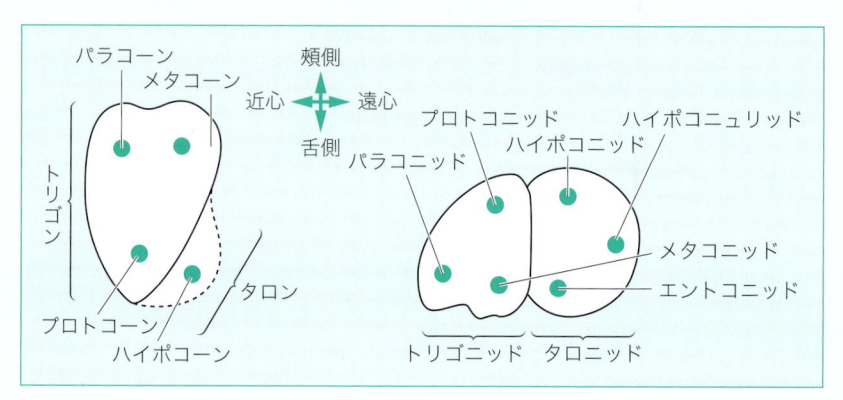

4章 歯の配列と咬合

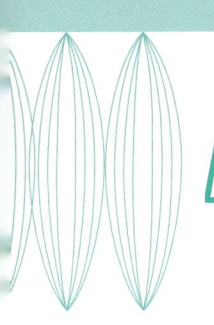

Ⅰ 歯の配列

　歯は上顎骨歯槽突起および下顎骨歯槽部にある歯槽に，一定の位置と順序に従い植立し配列する．歯が配列した状態を**歯列**（dentition）といい，たとえば，乳歯が配列する乳歯列（図4-1），乳歯と永久歯の混合歯列，永久歯の永久歯列などと表現する．

　歯列が描く曲線を**歯列弓**（dental arch，図4-2）という．歯列弓は前方，側方，咬合面方向からみえる曲線であるが，一般には側方あるいは咬合面からみたときの切歯の切縁，犬歯の尖頭，臼歯の頰側咬頭頂を結ぶ曲線をいう．

　咬合面からみた永久歯列弓の形は，上顎は半長円形を，下顎は放物線形を描くことが多いが，歯の配列状態の違いによって歯列弓の形もさまざまである．したがって，分類方法にも多くの種類があるが，基本的には半長円形，放物線形，U字形の3種類に分けられる．

　歯列弓の形を表す一指標として**歯列弓指数**（dental arch index）がある．歯列弓

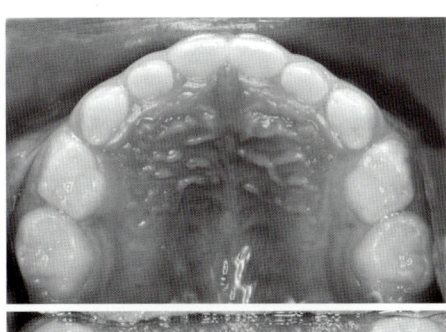

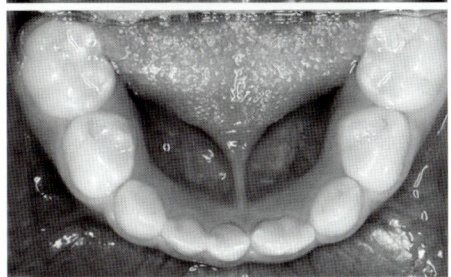

図4-1　乳歯列
（新潟大学・早﨑治明教授のご厚意による）

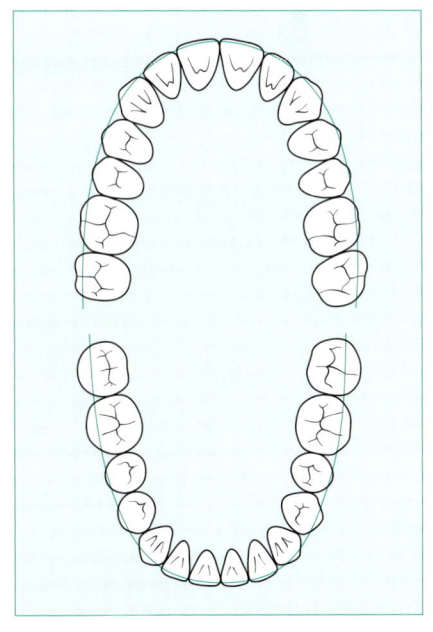

図4-2　永久歯列弓

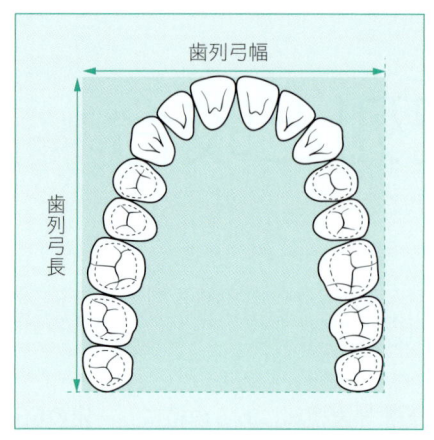

図 4-3　歯列弓長と歯列弓幅（上顎永久歯列）

指数は歯列弓指数 = $\frac{歯列弓幅}{歯列弓長} \times 100$ の式で算出する．ここで，歯列弓幅は歯列の側方最突出点において正中線に平行に引いた左右の直線間の距離，歯列弓長は中切歯唇側面の最前方突出点と左右第三大臼歯の遠心面を結ぶ直線の中点との垂直距離である（図 4-3）．ただし，現代人では第三大臼歯が欠如することが多く，萌出しても位置や方向の異常が多いので，代わりに第二大臼歯を用いることが多い．

歯列弓指数が小さいと歯列弓は細長い形であり，上顎歯列弓は下顎歯列弓より，女性の歯列弓は男性の歯列弓より指数値が小さい．乳歯の歯列弓指数は永久歯よりかなり大きい．

乳歯列弓は永久歯列弓に比べて，長径に対して幅径が相対的に大きく，さらに，大臼歯がないので歯列弓指数が大きいのは当然である（図 4-1 参照）．

また，歯列弓指数には人種差も認められ，コーカソイド人種（白色人種）で大きく，ニグロイド人種（黒色人種）やオーストラリア原住民で小さい．すなわち，ニグロイド人種やオーストラリア原住民の歯列弓は，コーカソイド人種に比べて相対的に長径が長く，幅径が短い細長い形である．日本人を含むモンゴロイド人種の形はそれらの中間である．

このほかに，臼歯列指数（Flower index）がある．これは，臼歯列の長さを比較するもので，$\frac{D \times 100}{BN}$ で表す（D：臼歯列長，BN：バジオン（Basion）と鼻点ナジオン（Nasion）間の距離）．これは，顔面頭蓋と歯の発育を比較したものである．
44 以上：大歯型（有色人種），42〜43.9：中歯型（黄色人種），41.9 以下：小歯型（白色人種）とされている．

上下顎歯列を側方からみて，切縁と臼歯の頬側咬頭頂を連ねた歯列弓の彎曲を**前後的咬合彎曲**あるいは**咬合線彎曲**という．上下顎ともに第一大臼歯で最も低く，近・遠心に向かい高くなる凸彎を示す．前後的咬合彎曲のうち，下顎犬歯の尖頭と

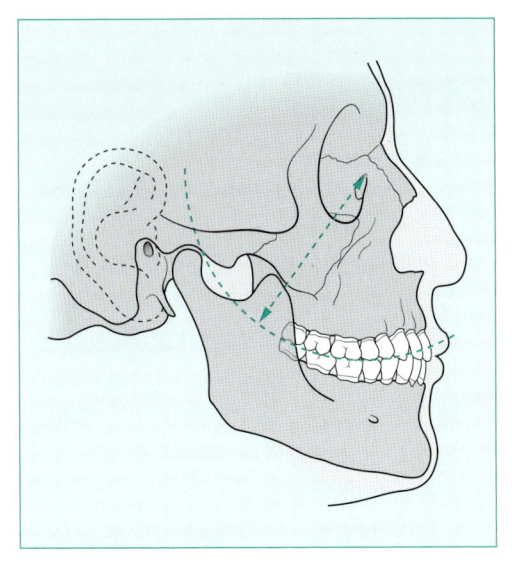

図 4-4　スピーの彎曲
(藤田恒太郎:歯の解剖学　第22版.金原出版,1995.より)

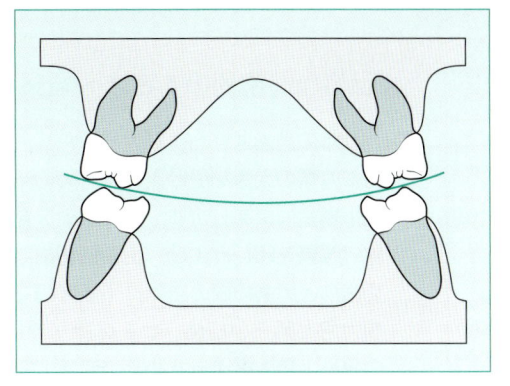

図 4-5　ウィルソンの彎曲

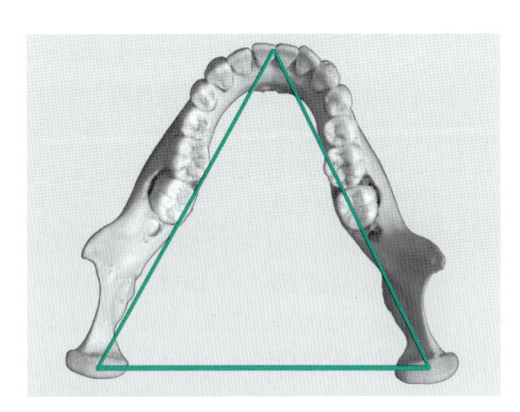

図 4-6　ボンウィル三角

　下顎臼歯の頰側咬頭頂を連ねた彎曲を**スピーの彎曲**(Spee's curve)という(図4-4).

　また,上下顎歯列を前方からみて,左右の同名臼歯の頰・舌側咬頭頂を連ねた彎曲を側方咬合彎曲,大臼歯の彎曲を**ウィルソンの彎曲**(Wilson's curve,図4-5)といい,上下顎とも下方に凸彎する.

　左右下顎中切歯の近心隅角の中点(切歯点)と左右下顎第二大臼歯の遠心頰側咬頭頂を含む平面を**咬合平面**(occlusal plane)という.

　左右の下顎頭の上面中央部と左右下顎中切歯の近心隅角の中点を結ぶ三角形を**下顎三角**あるいは**ボンウィル三角**(Bonwill's triangle,図4-6)という.

　上下顎の歯槽の中心を連ねた曲線を**歯槽弓**(alveolar arch)という.歯槽弓の形は歯列弓と似ているが,歯が傾いて植立することや歯冠と歯頸の大きさが異なることから同じではない.

Column　歯列のすきま〜霊長空隙と発育空隙〜

サルの犬歯はヒトより大きいため，咬合時に対顎の犬歯を受け入れるための空隙が上下顎歯列にあります．この空隙を霊長空隙（写真矢印）とよび，上顎側切歯（第二切歯）と犬歯の間の空隙に下顎犬歯を，下顎犬歯と第三小臼歯（ヒトの第一小臼歯）の間に上顎犬歯をおさめています．霊長空隙は，ヒトの永久歯列にはありませんが，乳歯列にはサルと同じ部位にみられます．ただし，ヒトの乳歯列の霊長空隙はサルの犬歯のような巨大な犬歯をおさめるためにできた歯列の空隙ではなく，歯の位置が遺伝的に決められていることによる空隙と考えられています．

乳歯列にみられる霊長空隙以外の歯間空隙を発育空隙といいます．霊長空隙に比べて，乳歯の萌出程度，時期や顎骨の成長に伴う変化が多く，出現する部位の個体差は大きくなります．霊長空隙と発育空隙はともに，成長する顎骨と乳歯の大きさや萌出位置などによって生じる生理的空隙であり，何らかの異常によって生じる永久歯列の空隙（空隙歯列）とは異なります．

生理的空隙がある乳歯列を有隙歯列弓，ない乳歯列を閉鎖歯列弓といいます．生理的空隙は乳歯より大きな代生歯が配列するためのスペースを確保するうえで必要な空隙です．したがって，閉鎖歯列弓は有隙歯列弓より代生歯が重なりあって配列する叢生になる可能性は高くなります．

現代の子どもには閉鎖歯列弓が増加しているといいます．これは栄養や生活環境の向上によって乳歯が大きくなっていることもその要因の1つでしょう．しかし，それより現代の子どもが原材料に近い食物ではなく，加工された軟らかい食物を，あまりかまずに飲み込んでいるといった食事習慣によって，顎骨の成長パターンが乱されたことによると考えられています．

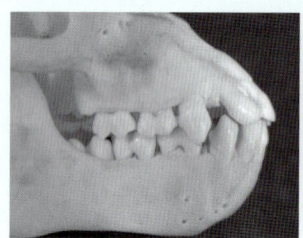

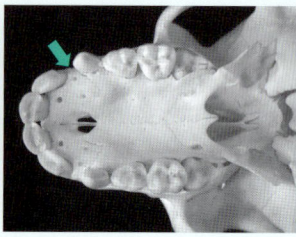

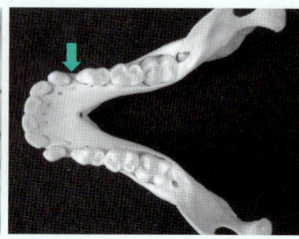

ギニアヒヒ（メス）の上下顎

II 歯の植立（歯軸の傾斜）

歯は顎骨に対してその長軸が鉛直方向に植立するのではなく，近・遠心的にも，唇（頬）舌的にも傾いて植立していることが多い．歯の傾斜によって，前後的咬合彎曲と側方咬合彎曲が歯列につくられる．歯は垂直方向にかかる力には強いが側方からの力には弱いため，臼歯は咀嚼筋の働く主力の方向に咬合面が垂直になるように傾いて植立している．

歯を隣接面からみると，唇（頬）舌側方向の傾斜がわかる（図4-7）．上顎歯は根

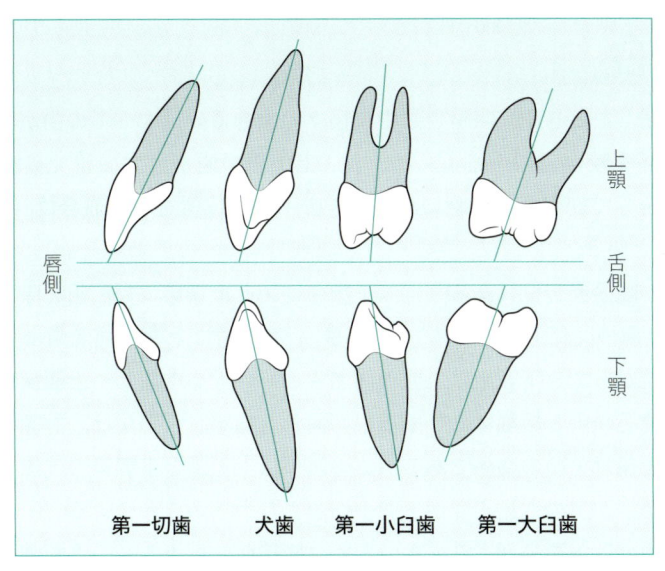

図4-7 歯の植立方向（唇・頬舌方向の傾斜）

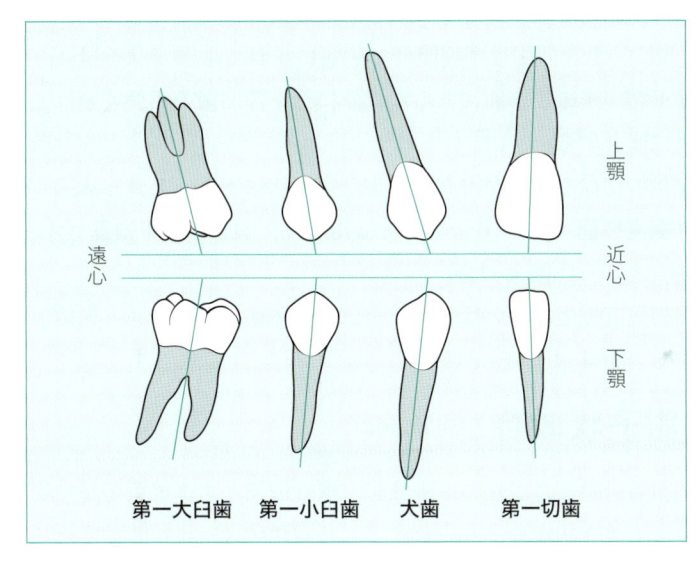

図4-8 歯の植立方向（近・遠心方向の傾斜）

尖が舌側に傾き，歯冠は唇（頬）側を向く．中切歯の傾斜が最も強く，犬歯，小臼歯に向かうに従い垂直方向に近づき，大臼歯はほぼ垂直か，根尖がやや舌側に傾く．

下顎歯は切歯と犬歯の根尖は舌側に強く傾き，歯冠は唇側を向くが，小臼歯の舌側への傾きは弱く垂直に近い．大臼歯は前歯，小臼歯とは逆に根尖は頬側に傾き，歯冠は舌側を向く．

歯を唇（頬）側面からみると，近・遠心方向の傾斜がわかる（図4-8）．上顎歯では，中切歯はほぼ垂直であるが，ほかの歯種の根尖は遠心に傾き，歯冠は近心を向く．犬歯の傾斜が最も強く，次いで大臼歯であり，小臼歯の傾斜が最も弱く垂直に近い．

下顎歯も，中切歯はほぼ垂直であるが，ほかの歯種の根尖は遠心に傾き，歯冠は近心を向き，遠心の歯種ほど傾斜は強い．

Ⅲ 咬合

　顎を閉じたときや，咀嚼運動中に個々の歯あるいはすべての歯が接触するときの接触関係を**咬合**（occlusion）という．上下顎の歯が最大面積で接触し，咬頭が緊密に嵌合して安定した状態にあるときの下顎の位置を**咬頭嵌合位**（intercuspal position）という．

　下顎が咬頭嵌合位にあるとき，下顎中切歯と上顎第三大臼歯を除くすべての歯は1歯対2歯の関係で接触する（図4-9）．下顎歯は上顎の同名歯より常に近心にあり，したがって，下顎歯は上顎の同名歯とその近心の歯と，上顎歯は下顎の同名歯とその遠心の歯と接触する．下顎中切歯と上顎第三大臼歯は，対顎の同名歯のみと接触し1歯対1歯の関係である．この関係は上顎歯と下顎歯の近遠心径の違い，とくに上顎中切歯の近遠心径が下顎中切歯より大きいことによる．

　上顎歯列は下顎歯列より大きいため，隣接面からみると，上顎歯が垂直的および水平的に下顎歯を覆うことがわかる．咬頭嵌合位で，上顎前歯は下顎前歯の切縁側1/3を覆う．上顎臼歯は半咬頭分，頰側にずれて下顎臼歯を覆い，上顎臼歯の舌側咬頭は下顎臼歯の咬合面にあるくぼみに，下顎臼歯の頰側咬頭は上顎臼歯のくぼみに緊密に嵌合する．

　上顎歯の切縁や咬頭が垂直的および水平的に下顎歯を覆う状態，距離，関係をそれぞれ**垂直被蓋**（オーバーバイト，overbite）および**水平被蓋**（オーバージェット，overjet）という（図4-10）．

　切歯の垂直被蓋あるいは水平被蓋には個体変異がみられ，人類学では次の5つに分類する（図4-11）．

1．鉗子状咬合（labidontia）

　上下顎切歯の切縁が互いに接触し，垂直被蓋と水平被蓋がない咬合で，**切端咬合**あるいは毛抜き状咬合ともいわれる．石器時代人や現代ではオーストラリア原住民に多い．

2．鋏状咬合（psalidodontia）

　上顎切歯が下顎切歯の唇側面をわずかに覆い，垂直被蓋，水平被蓋が小さい咬合

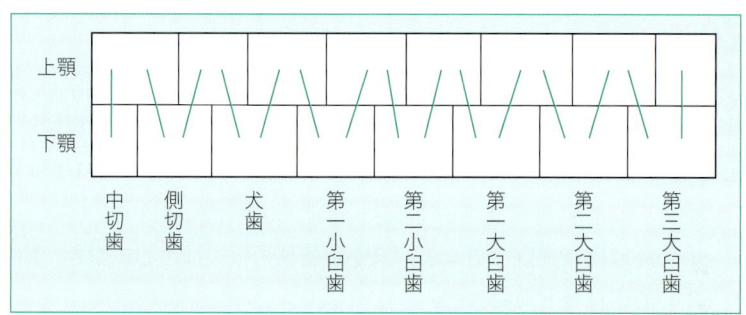

図4-9　上下顎の歯の接触関係

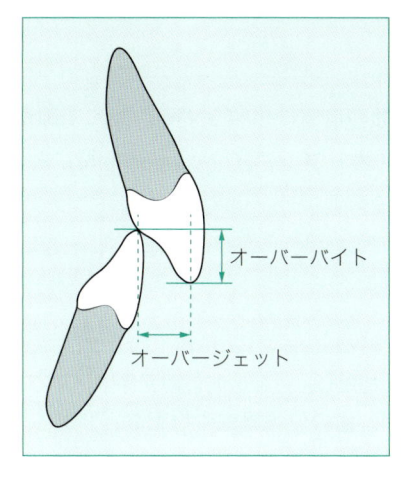

図4-10　オーバーバイトとオーバージェット

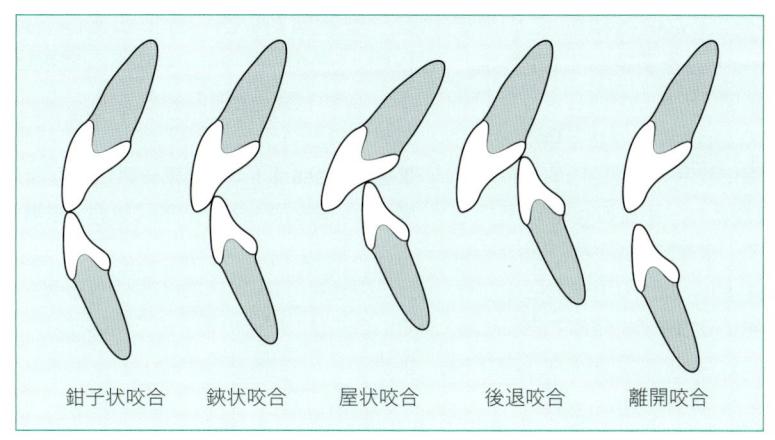

図4-11　切歯咬合型
（鉗子状咬合、鋏状咬合、屋状咬合、後退咬合、離開咬合）

であり，現代人の正常咬合とされる．鉗子状咬合から下顎骨が退化，縮小することによって生じた咬合である．

3. 屋(根)状咬合 (stegodontia)

上顎切歯が歯根側から歯冠側に向かって唇側に水平近く傾き，屋根のような形で下顎切歯にのっている咬合で，被蓋は大きく，とくに水平被蓋が大きい．日本人を含むモンゴロイド人種に多い．

4. 後退咬合 (distoocclusion)

下顎切歯は上顎切歯より2〜10 mm遠心にあり，垂直被蓋，水平被蓋がともに著しく大きい咬合であり，下顎骨が著しく退化，縮小することによって生じた咬合である．

5. 離開咬合 (hiatodontia)

咬頭嵌合位で臼歯は接触するが，上下顎の前歯は接触せずその間に空隙がある咬合で，垂直被蓋はマイナスであり**開咬**（**オープンバイト**，open bite）ともいう．ときには第一小臼歯も離開することもある．

Column Angle の不正咬合の分類

歯列（歯並び）とかみ合わせの治療を専門とする歯科矯正学があります．歯列とかみ合わせがよくない状態を不正咬合といいます．Edward H Angle は上顎第一大臼歯の位置が変化しないと考え，この歯を「咬合の鍵」とし，不正咬合を上下顎第一大臼歯の咬合関係により分類しました．上顎第一臼歯の近心頬側咬頭が下顎第一大臼歯の頬側面溝に咬合する近遠心的な位置関係を正常咬合とし，不正咬合を以下の3つに分類しています．

Ⅰ級（Class Ⅰ）：上下の第一大臼歯が近遠心的に正常に咬合する．すなわち，上下顎の歯列弓の近遠心的位置関係が正常なもの．ただし，近遠心的位置関係は正常であるが，歯の位置異常や捻転などがあるもの．

Ⅱ級（Class Ⅱ）：下顎第一大臼歯が上顎第一大臼歯に対して，相対的に遠心に位置しているもの．さらに上顎前歯の前突を伴うものを1類，上顎前歯の後退を伴うものを2類という．

Ⅲ級（Class Ⅲ）：下顎第一大臼歯が上顎第一大臼歯に対して相対的に近心に位置しているもの．

この分類にはいくつかの短所も指摘されていますが，臨床の場で広く用いられています．

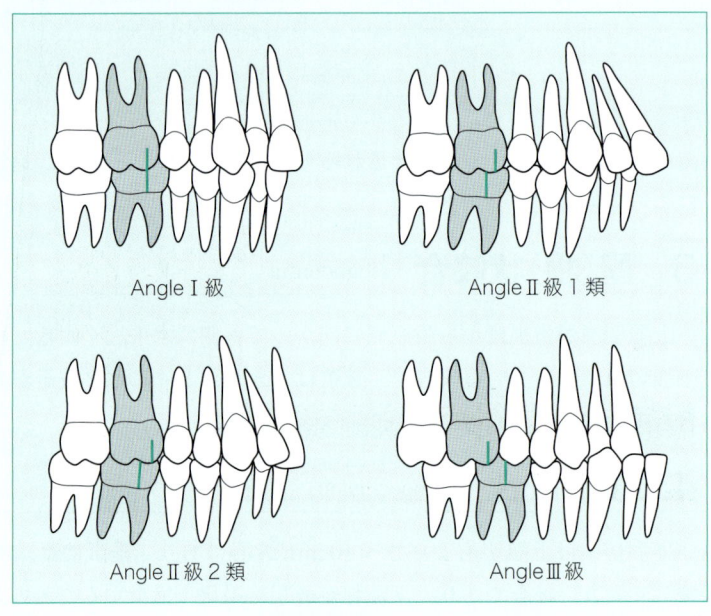

Angle Ⅰ級　　Angle Ⅱ級 1類
Angle Ⅱ級 2類　　Angle Ⅲ級

（歯科矯正学 第5版．医歯薬出版，2008．より）

5章 歯の異常

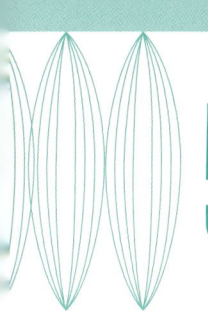

ヒトの歯の数と形態にはさまざまな異常がある．しかし，それらの異常の多くは形態学的，系統発生学的あるいは遺伝学的に意義のある現象や形質であり，歯の進化を考えるうえで重要な手がかりとなる．

I 歯数の異常

歯数の異常には歯式より歯数が多い**歯数過剰**と少ない**歯数不足**がある．

1．歯数過剰

歯数過剰はすべての歯に同じ頻度で同じ様式で現れるのではなく，好発部位と一定の様式がある．歯式より過剰に萌出した歯を**過剰歯**（supernumerary tooth）といい，上顎切歯部に現れることが最も多い．上顎左右中切歯間あるいは舌側に現れる**正中歯**（mesiodens）と上顎側切歯部に現れる**重複側切歯**の2種類あり，この両者で全過剰歯の約85％を占める．正中歯の出現頻度は埋伏しているものを含めると約3％あり，重複側切歯よりはるかに多い．下顎切歯部に過剰歯が出現することはほとんどない（図5-1）．

上顎切歯部に次いで出現頻度が高い部位は上顎大臼歯部であるが，出現頻度はきわめて低い．上下顎大臼歯の近心頬側に現れる過剰歯を**臼傍歯**（paramolar）といい，ほとんどは第二・第三大臼歯部に現れ，第一大臼歯部にはまれである．上下顎第三大臼歯の遠心に現れる過剰歯を**臼後歯**（distomolar）という．

過剰歯の出現頻度には性差があり，男性は女性よりかなり高率である．

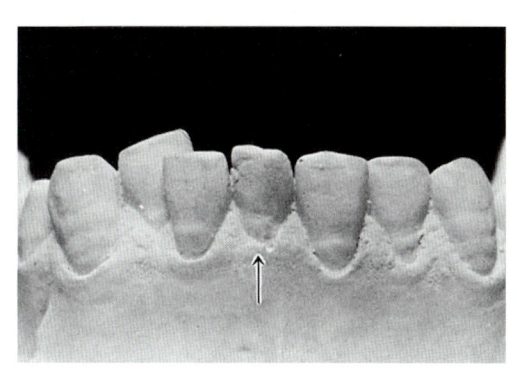

図5-1 下顎切歯部の過剰歯
下顎切歯部の過剰歯は上顎と比べて非常に少ない．（山崎　裕先生のご厚意による）

過剰歯の成因は，系統発生学的に意義のある復古形（先祖返り）ではなく，何らかの病理学的要因による歯胚の過剰形成あるいは異常分裂によって起こるとされる．

2. 歯数不足

出現頻度は歯数過剰よりはるかに高く，ヒトの歯が退化器官であることと関係した系統発生学的に意義のある現象である．歯数不足にも好発部位と一定の様式がある．下顎切歯を除くほかの歯種では，より遠心の歯の欠如率が近心の歯より明らかに高く，近心の歯が欠如している個体は遠心の歯も欠如していることがほとんどである．なお，下顎切歯の欠如率は，中切歯と側切歯が同率か，むしろ近心の中切歯がやや高率である．

最も欠如率が高い歯は上下顎第三大臼歯であり，1本ないしそれ以上の第三大臼歯を欠如する日本人の割合は男性36%，女性42%であり，女性は男性より欠如率が高い．上下顎別にみると，男性上顎21%，下顎16%，女性上顎28%，下顎19%であり，男女とも上顎は下顎より欠如率が高い（河西）．また，同一個体では左右対称に欠如することがほとんどであり，非対称に欠如することは少ない．

第三大臼歯が欠如している個体は，第三大臼歯がある個体よりほかの歯の欠如率も高く，また，存在しても萌出時期の遅れや大きさの縮小が認められる．すなわち，第三大臼歯の欠如はこの歯だけに起こるのではなく，ほかの諸形質の変化を伴い，ヒトの歯の未来形を表していると考えられる．

しかしその一方で，上顎第三大臼歯の退化は，必ずしもほかの大臼歯の退化を伴うのではなく，むしろ逆の傾向を示すことがあるという見解もある．たとえば，4本すべての第三大臼歯を欠如する個体の第二大臼歯の近遠心径は，第三大臼歯がすべてある個体より大きく，相互補完作用が認められるというものである．

いずれにしても，第三大臼歯の欠如は系統発生の観点から説明できる．

第三大臼歯に次いで欠如率が高い歯は，上下顎第二小臼歯であり，第三大臼歯を除けば全欠如歯の約30%を占める．上下顎別にみると，下顎歯の欠如が上顎歯より多く，第三大臼歯とは逆である．

第二小臼歯に次いで上下顎第二大臼歯，下顎中切歯，上顎側切歯の順に欠如率が高い．上顎側切歯の形態は第三大臼歯に次いで退化傾向が大きいが，欠如率の順位は形態の退化とは一致しない．

上下顎犬歯および第一小臼歯の欠如はまれであり，上顎中切歯はさらに少なく，上下顎第一大臼歯は最も少ない．

系統発生学的にみると，ヒトの歯の退化は第一生歯，第二生歯の最も遠心の歯から近心に向かうと考えられる．この現象を**末端退化**といい，第三大臼歯と第二小臼歯の欠如率が高いのは，これらの歯が第一生歯と第二生歯の遠心端に存在するからである．

Column　歯の将来〜歯がなくなる日が来る？〜

『生物学事典』（岩波書店）をひもとくと，「退化とは一般に，個体発生または系統発生の過程における形態の単純化，大きさの減少，活動力の減退などの退行性変化」とされています．しかし，系統発生の過程で退化の適応的意義が顕著な場合，この変化は進化の一環であるとして退行的進化といわれます．一例をあげると，肉食性哺乳類の歯は哺乳類の臼歯の原形である複雑な咬合面をもつ臼歯から，肉食に適応し咬合面をほとんどもたない単純な鋭縁歯に退化しています．すなわち，この場合，歯の退化は肉食性哺乳類の食餌習性に適応した結果であり，退行的進化といえます．

人類の場合も，歯を含む顔面頭蓋の退化が脳頭蓋の発達をもたらし，その結果，大きくなった脳の働きで火を使用し，道具を製作し，さらに文化を発達させました．切歯は特別な目的に使われる道具の製作により，犬歯は武器の出現により，それぞれの歯がそれまで負担していた機能の必要性が軽減され，退化を引き起こしました．また，植物食から大量の肉食を含む雑食への食餌習慣への転換と食物を調理する器械の増加により咀嚼機能の軽減を招き，その結果，臼歯は退化しました．

人類の歯のうち，第三大臼歯は上下顎とも最も退化傾向が強く，将来消失する運命にあると考えられています．第三大臼歯の先天性欠如がいつごろから生じたかは不明ですが，少なくとも猿人アウストラロピテクスに第三大臼歯が欠如していたという報告はみあたりません．しかし，原人ホモ・エレクトス（藍田人）には，第三大臼歯が欠如した個体があります．さらに新しい時代の旧人ネアンデルタール人には欠如がみられず，欠如は新人になって生じたと考えられています．したがって，第三大臼歯の退化は原人の時代に始まり，旧人の段階で大きさの縮小が急激に起こり，新人の段階で欠如が現れたといえるでしょう．

山田ら（2004年）によると，日本人の第三大臼歯の欠如率は縄文時代の約5％から，弥生時代約20％，明治・大正の約30％へと増加し，第二次世界大戦前に約50％に達しましたが，終戦後，徐々に低下し，平成では約20％以下になったといいます．

第三大臼歯は遺伝子効果より環境の影響を最も強く受ける歯とされ，戦後，食料事情が急速に改善にされ，高栄養，高タンパク質を摂取することによって，欠如歯の減少が起こったとされています．終戦後にみられるような退化の逆行現象を繰り返しながらも，長いスパンでは歯の退化はこれからも進行すると考えられています．

第三大臼は形成時期が最も遅く，顎骨がほぼ成長した後の残されたスペースに萌出しなければならないため，萌出方向や位置の異常を起こしやすくなります．その結果，顎骨中に埋伏あるいは半埋伏したままの状態で智歯周囲炎を起こすことが多く，歯科臨床の場では厄介者の扱いをされています．

将来，第三大臼歯はなくなってしまうのでしょうか．中原（2003年）は縄文時代から現代までの萌出率から，将来，第三大臼歯が完全に消失する日を推計しています．それによると，すべての第三大臼歯の萌出率が1％になるのは約8,500年後，第三大臼歯が完全に消えるのは少なくとも1万年後になるといいます．人類は厄介者の第三大臼歯とこれから300世代もつきあっていかなければならないのです．

このように，大部分の歯数不足は系統発生学的に説明され，未来形の1つである．

3. 乳歯の晩期残存

代生歯が萌出を開始し，歯冠が乳歯の歯根に接触し圧迫すると，歯根膜は正常な組織構造を失い，しだいに肉芽組織に変わり，乳歯の歯根は破歯細胞によって徐々に吸収される．歯根が完全に吸収されると乳歯は自然に脱落し，代生歯が口腔に萌出する．しかし，乳歯が脱落すべき時期を過ぎても長期間残存することがあり，この状態を乳歯の**晩期残存**という（図5-2）．原因の大部分は，乳歯の歯根に対する代生歯の機械的圧力の不足にある．機械的圧力が不足する要因は以下のとおりである．

(1) 代生歯の欠如

代生歯が欠如すると，代生歯からの圧が乳歯の歯根に加わらない．とくに第二乳臼歯，下顎乳切歯，上顎乳側切歯が脱落しない原因のほとんどすべては代生歯の欠如である．

(2) 代生歯の転位

後続代生歯は存在するが，正常な位置から離れて萌出すると歯冠は乳歯の歯根と接触しない．

(3) 代生歯の不萌出

後続代生歯は正常な位置にあるが，何らかの原因で萌出せずに顎骨内に埋伏していると，歯冠は乳歯の歯根と接触しない．

晩期残存の頻度は，上下顎第二乳臼歯がそれぞれ2～3%と最も高く，次いで下顎乳中切歯である．下顎乳中切歯の残存率は1%以下と低く，上顎乳中切歯が残存することはほとんどない．

なお，乳歯の晩期残存の頻度は年齢とともに減少するが，これは，乳歯歯根の吸収時期あるいは吸収速度の個人差は大きく，残存乳歯は放置しても脱落することが多いからである．

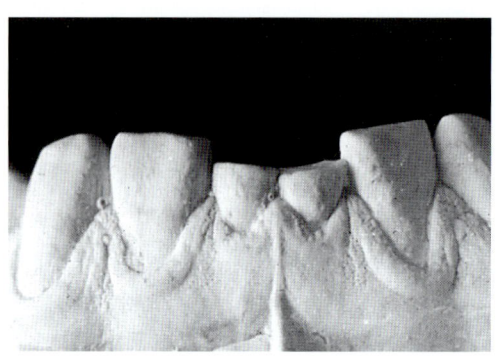

図5-2 下顎乳中切歯の晩期残存
このような症例では，後継代生歯の永久中切歯が欠如していることがほとんどである．（金子　裕先生のご厚意による）

Ⅱ 形態の異常

ヒトの歯に出現する形態の異常には多くの種類があるが，ここでは主に形態学的あるいは系統発生学的に意義のある異常について述べる．

1. 中心結節（中央結節）

上下顎小臼歯および大臼歯の咬合面中央に現れる円錐形の結節である（図5-3）．歯が萌出し，機能を営むと破折することが多い．結節が大きいと，破折によって象牙質や歯髄が露出し歯髄炎を起こすことがあるので注意を要する．

出現頻度は第二小臼歯が最も高く上顎1.9％，下顎3.5％（住谷）であり，次いで第三大臼歯である．中心結節の形態学的意義は不明である．

2. カラベリー結節

上顎大臼歯および乳臼歯の舌側面の近心部，舌側面溝の近心に現れる結節であり，歯帯に由来する（図2-82）．カラベリー結節の形態変異は大きく，舌側面から明らかな溝によって独立し頂点がみられるものから，わずかに隆起し舌側面に自然に移行するものまでさまざまである．

出現頻度は，どの程度発達したものを結節にするかによって異なるが，鈴木・酒井による日本人の調査では，上顎第一大臼歯が最も高く男性28％，女性20％，上顎第二大臼歯は男女とも3％であり，第三大臼歯にはきわめてまれである．乳臼歯の出現頻度は，痕跡程度のものを含めると第一乳臼歯11％，第二乳臼歯49％であり，第二乳臼歯に多い（埴原）．

この結節は比較的新しい形質とされるが，その起源は始新世まで遡り，さらに霊長類の祖先の上顎大臼歯の舌側を取り囲む歯帯にまでたどることができる．

3. プロトスタイリッド

下顎大臼歯および乳臼歯の頰側面の近心部で頰側面溝に接して現れる結節である（図5-4）．プロトスタイリッドの形態は，頰側面溝に接して独立した結節と認められるものから，頰側面溝から斜めに近心に向かう隆線があるもの，頰側面溝が近心に屈曲するだけで隆起がみられないものまでさまざまである．

日本人の出現頻度は第一大臼歯が最も高く18％，次いで第三大臼歯6％，第二大臼歯3％の順である（鈴木・酒井）．第二乳臼歯の出現頻度は33％であり，永久歯よりかなり高率である．

カラベリー結節と同様に頰側面を取り囲む歯帯に由来する形質で，猿人アウストラロピテクスや原人ホモ・エレクトスなどの下顎大臼歯にみられる原始的形質である．

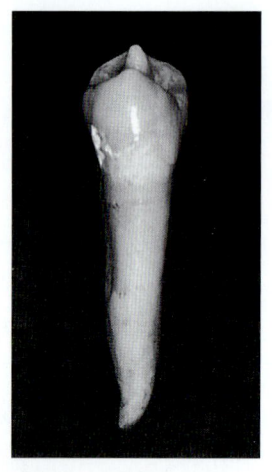

図 5-3 中心結節
（日本歯科大学・大里重雄名誉教授のご厚意による）

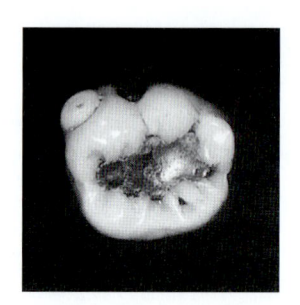

図 5-4 プロトスタイリッド
（日本歯科大学・大里重雄名誉教授のご厚意による）

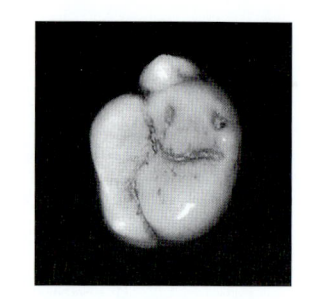

図 5-5 臼傍結節
（日本歯科大学・大里重雄名誉教授のご厚意による）

4. 臼傍結節

　上下顎大臼歯の頰側面の近心部に出現する結節である（図 5-5）．きわめてまれではあるが小臼歯や乳臼歯にも現れる．下顎大臼歯の臼傍結節とプロトスタイリッドは出現部位や形態がよく似ているが，プロトスタイリッドは頰側面の歯帯に由来し，臼傍結節は下顎大臼歯の近心頰側に現れる過剰歯の臼傍歯が癒合したものであり，成因が異なる．また，プロトスタイリッドの出現部位は常に頰側面近心部で頰側面溝に近接すること，臼傍結節より形態や発達程度の変異が少ないことなどから両者を区別する．

　第二・第三大臼歯の出現頻度上顎 0.5〜1.0％，下顎 1.0〜2.0％が，第一大臼歯のそれぞれ 0.1％，0.5％より高く，また，上顎より下顎の出現頻度が高い．ただし，臼傍結節とプロトスタイリッドを厳密に分けて調査した結果はほとんどなく，上下顎の差は確かではない．

5. 臼後結節

　第三大臼歯の遠心面に過剰歯の臼後歯が癒合した結節である．出現頻度は 1.0〜1.5％程度とされるが，統計処理に十分な数の資料を得ることが困難であること，臼傍結節と区別がつかないことなどから正確な出現頻度を得ることはむずかしい．

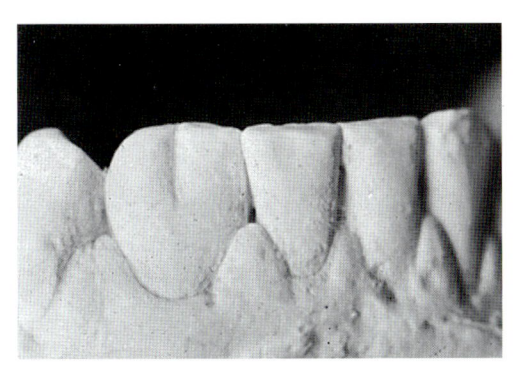

図 5-6　下顎側切歯と犬歯の融合歯 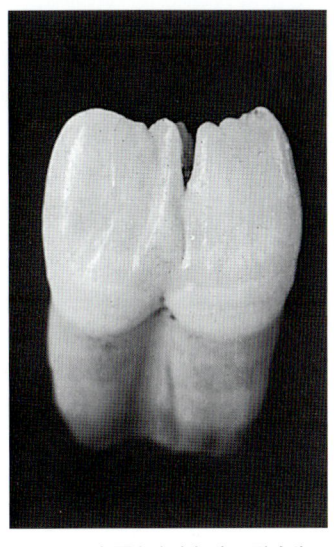　　　　　　図 5-7　上顎左右中切歯の融合歯

6. 融合歯

　歯の形成時に2個以上の歯胚が結合し発育したものである．象牙質とエナメル質で結合した異常であり，象牙質の完成後にセメント質のみで結合した癒着歯とは区別する．歯髄腔は，髄室は別個にあるが根管の一部は共通であることが多い．

　2個の正常な歯が癒合する場合，正常歯と過剰歯が癒合する場合（**双生歯**），2個以上の過剰歯が癒合する場合がある．まれに2個の正常歯と1個の過剰歯が癒合すること（**3胎歯**）もある．

　発生部位のほとんどは前歯部であり，とくに下顎中切歯と側切歯，側切歯と犬歯の癒合が最も多いが，出現頻度は0.3％程度にすぎない（図 5-6, 7）．

7. その他の特色ある歯の形態

　以上述べた以外にも各歯には特有の形態がみられる．表 5-1 に特色ある形態と好発する歯をまとめる．

表 5-1　歯にみられる特色ある形態

特色ある形態	好発する歯
棘突起（p.30 参照）	上顎中切歯，犬歯
複シャベル型切歯（p.34〜35 参照）	上顎中切歯
シャベル型切歯（p.34〜35 参照） 矮小歯，円錐歯，円筒歯，樽状歯 斜切痕（p.36〜37 参照） 盲孔（p.35, 37 参照） 歯内歯	上顎切歯（側切歯）
基底結節（p.30 参照）	上顎切歯，犬歯
介在結節（辺縁結節）（p.53, 66 参照）	上顎第一小臼歯
斜走隆線（対角隆線）（p.65, 67 参照）	上顎第一大臼歯・第二乳臼歯
台状根	上下顎大臼歯
第6咬頭，第7咬頭（p.77 参照） ドリオピテクス型（p.77 参照）	下顎大臼歯
樋状根（p.81 参照） 根間突起	下顎第二大臼歯
エナメル滴（エナメル真珠）（p.67〜68 参照）	第三大臼歯
遠心トリゴニード隆線（p.95 参照） トリゴニード切痕（p.95 参照）	下顎第一乳臼歯

Column　人類学からみた日本人の歯

　現在地球に住んでいるすべての人間は，動物分類上，ホモ・サピエンスという種に属します．ヒト以外の動物の種は，それぞれ限られた一定の地域に生活するのが一般的です．しかし，サピエンス種は北極圏に近い極寒の地から酷暑の赤道直下，さらに太平洋の孤島まであらゆる地域で生活し，それぞれの地域の気候条件に適した身体的特徴を備えていることはよく知られています．古代の記録はさまざまな人々が生まれながらに備えている身体的特徴の違い，生活様式や言語の違いなどを強く意識していたことを物語っています．古代人の単なる印象による違いから，集団を血統により科学的に区別して研究するようになったのが，人類学の始まりです．

　人類学では，遺伝的な系種が同じ集団を人種として研究し，これは国籍，宗教，言語，文化などで決められる集団あるいは地理的な集団とは必ずしも一致しません．したがって，人種の分類に用いる特徴は，遺伝形質であること，遺伝様式が明らかなこと，集団の多くの個体が特定の遺伝子を共通にもっている形質であることが望ましいと考えられています．従来，皮膚の色，毛髪の色，眼の色，頭の形など多くの形質が人種の分類に用いられてきました．身近な例として蒙古斑をあげることができます．蒙古斑は新生児の臀部に現れる青い斑で，主に日本人やモンゴル人（いわゆる蒙古人種）に多く現れ，白人には少ない形質です．蒙古斑の知識がないヨーロッパやアメリカの医療スタッフが幼児虐待の傷と誤解するほど，人種により蒙古斑の出現頻度が異なります．

　歯をみてみると，人種学的にもっている歯の意義はきわめて大きく，とくに歯のもつ生物学的特性のうち，

- 歯は遺伝性が強いこと
- 切歯，犬歯，小臼歯，大臼歯の4つの歯種と，乳歯，代生歯，加生歯の3つの歯群があり，それぞれが形態的，進化的に特徴をもつこと
- 歯冠の形は，二次的に破壊されないかぎり変化しないこと

などが人種を研究するうえで利点となっています．また，印象採得し，歯の石膏模型を製作することで，反復観察や2個体以上の歯の同時比較観察や同一個体の経年変化を検討することができます．

　現在の人類は多くの人種集団にわけられ，一般的にはモンゴロイド大人種，コーカソイド大人種，ニグロイド大人種およびオーストライド人種に区分することができます．酒井（1989年）はそれぞれの人種に属する日本人とアメリカインディアン，アフガニスタン人，アフリカ系アメリカ人およびオーストラリア原住民の歯を比較し，日本人の歯の特徴を次のようにまとめました．この分析結果は，歯の大きさは永久歯の歯冠近遠心径により，歯の形態はシャベル型切歯，大臼歯の第6・第7咬頭，屈曲隆線，プロトスタイリッド，カラベリー結節など25形質の出現頻度により，歯の数は第三大臼歯の欠如率を比較した結果から得られたものです．

① 歯の大きさは中等度である．
② 歯の比率は相対的に犬歯と上顎側切歯がやや大きく，大臼歯が小さい．
③ 歯の形態はシャベル型切歯や原始的形質の出現頻度が高い．
④ 第三大臼歯の欠如率は高く，進化が進んでいる．

　このことから，日本人の歯は原始的特徴と進化的特徴を併せもっているといえます．

参考文献

1) 上条雍彦：日本人永久歯解剖学．アナトーム社，東京，1962．
2) 斎藤　久：口腔解剖学 - 歯牙編，歯牙編附図．永末書店，京都，1958．
3) 酒井琢朗：歯科衛生士教本　解剖／3　歯牙解剖．医歯薬出版，東京，1970．
4) 白数美輝雄，中村正雄，古橋九平：歯の形態学．医歯薬出版，東京，1970．
5) 藤田恒太郎：歯の異常と奇形（歯科写真文庫6）．医歯薬出版，東京，1959．
6) 藤田恒太郎：歯の話（岩波新書）．岩波書店，東京，1965．
7) 藤田恒太郎，桐野忠大：歯の解剖学．金原出版，東京，1967．
8) 古田美子：口腔解剖学提要，歯の編．金原出版，東京，1978．
9) 藤田恒太郎：歯の解剖学　第22版．金原出版，東京，1998．
10) 相馬邦道，飯田順一郎，山本照子，葛西一貴，後藤滋巳：歯科矯正学　第5版．医歯薬出版，東京，2008．
11) 山田博之，近藤信太郎，花村　肇：日本人第3大臼歯欠如頻度の時代的変化．Anthropol Sci.112:75-84,2004．
12) 中原　泉：歯の人類学．医歯薬出版，2003．

さくいん

数
3 歯徴 ················· 19, 31
3 胎歯 ························ 113

A
alveolar arch ················ 101
alveolar bone ················ 20
alveolar socket ··············· 20
alveolus ························· 20
anterior tooth ···················· 6
anatomical crown ············ 12
anatomical root ··············· 12
angle ···························· 13
angle symbol ················· 29
Angle の不正咬合の分類 ······ 106
apical foramen ··············· 15
apical side ····················· 10

B
basal ridge ····················· 30
Bonwill's triangle ············ 101
buccal side ····················· 10

C
canine ···························· 6
cementum ······················ 20
cervical line ··················· 11
cervical side ··················· 10
cheek tooth ····················· 6
cingulum ························ 14
clinical crown ················· 11
clinical root ···················· 12
contact point ·················· 14
coronal side ··················· 10
crown ··························· 11
curve symbol ·················· 29
cusp ····························· 14
cusp of Carabelli ·············· 64
cuspal side ····················· 10

D
deciduous tooth ················ 4
deflecting wrinkle ············ 76
dental arch ····················· 99
dental arch index ············· 99
dental pulp ···················· 20
dentin ·························· 20
dentition ······················· 99
diagonal ridge ················· 65
diphyodont ······················ 4
distal side ······················ 10
distal surface ·················· 13
distal trigonid crest ··········· 95
distomolar ···················· 107
distoocclusion ················ 105
dryopithecus pattern ········· 77

E
enamel ·························· 20

F
false tooth ······················· 1
FDI（国際歯科連合）方式 ······ 7
fissure ·························· 14
floor ···························· 17
foramen caecum ·············· 35
fossa ···························· 14

G
gingiva ·························· 20
gomphosis ····················· 21
gutter shaped root ············ 81

H
haplodont ······················ 11
heterodonty ··················· 11
hiatodontia ··················· 106
homodonty ···················· 11
horn of pulp chamber ········ 17

I
incisal edge ···················· 28
incisal side ····················· 10
incisor ···························· 6
interstitial tubercle ············ 53

L
labial side ······················ 10
labial surface ·················· 12
labidontia ···················· 104
line angle ······················ 13
lingual side ···················· 10
lingual surface ················ 12
linguogingival ················· 36

M
mamelon of incisal edge ····· 28
margin ·························· 13
marginal tubercle ············· 53
mesial side ····················· 10
mesial surface ················· 13
mesiobuccal ridge ············· 85
mesiobuccal tubercle ········· 85
milk tooth ······················· 4
molar ····························· 6
mongoloid dental complex ··· 35
monophyodont ················· 4
Mühlreiter's three-symbol ··· 19

N
neck ···························· 11

O
oblique ridge ·················· 65
occlusal plane ················ 101
occlusal surface ··············· 12
open bite ····················· 106
oral side ························ 10
orifice of root canal ·········· 17
overbite ······················ 104
overjet ························ 104

P
palatal side ···················· 10
paramolar ···················· 107
periodontal ligament or
　membrane ··················· 20

periodontal tissue ⋯⋯⋯⋯⋯⋯ 20
periodontium ⋯⋯⋯⋯⋯⋯⋯⋯ 20
permanent tooth ⋯⋯⋯⋯⋯⋯⋯ 4
pit ⋯⋯⋯⋯⋯⋯⋯⋯⋯⋯⋯⋯⋯ 14
point angle ⋯⋯⋯⋯⋯⋯⋯⋯⋯ 13
polyphyodont ⋯⋯⋯⋯⋯⋯⋯⋯ 4
posterior tooth ⋯⋯⋯⋯⋯⋯⋯⋯ 6
premolar ⋯⋯⋯⋯⋯⋯⋯⋯⋯⋯ 6
proximal surface ⋯⋯⋯⋯⋯⋯⋯ 12
psalidodontia ⋯⋯⋯⋯⋯⋯⋯⋯ 104
pulp cavity ⋯⋯⋯⋯⋯⋯⋯⋯⋯ 16
pulp chamber ⋯⋯⋯⋯⋯⋯⋯⋯ 16
pulp horn ⋯⋯⋯⋯⋯⋯⋯⋯⋯ 17

R
radical side ⋯⋯⋯⋯⋯⋯⋯⋯⋯ 10
ridge ⋯⋯⋯⋯⋯⋯⋯⋯⋯⋯⋯ 14
roof ⋯⋯⋯⋯⋯⋯⋯⋯⋯⋯⋯ 16
root ⋯⋯⋯⋯⋯⋯⋯⋯⋯⋯⋯ 11
root apex ⋯⋯⋯⋯⋯⋯⋯⋯⋯ 15
root canal ⋯⋯⋯⋯⋯⋯⋯⋯⋯ 16
root symbol ⋯⋯⋯⋯⋯⋯⋯⋯ 31

S
Sharpey fiber ⋯⋯⋯⋯⋯⋯⋯⋯ 21
Spee's curve ⋯⋯⋯⋯⋯⋯⋯⋯ 101
stegodontia ⋯⋯⋯⋯⋯⋯⋯⋯ 105
sulcus ⋯⋯⋯⋯⋯⋯⋯⋯⋯⋯ 14
supernumerary tooth ⋯⋯⋯⋯ 107
surface symbol ⋯⋯⋯⋯⋯ 20, 36

T
Taurodontism ⋯⋯⋯⋯⋯⋯⋯⋯ 87
triangular ridge ⋯⋯⋯⋯⋯⋯⋯ 50
trigonid notch ⋯⋯⋯⋯⋯⋯⋯ 95
true tooth ⋯⋯⋯⋯⋯⋯⋯⋯⋯ 1
tubercle ⋯⋯⋯⋯⋯⋯⋯⋯⋯ 14

V
vestibular side ⋯⋯⋯⋯⋯⋯⋯ 10

W
Wilson's curve ⋯⋯⋯⋯⋯⋯⋯ 101

wisdom tooth ⋯⋯⋯⋯⋯⋯⋯ 82

い
異形歯性 ⋯⋯⋯⋯⋯⋯⋯⋯⋯ 11
一生歯性 ⋯⋯⋯⋯⋯⋯⋯⋯⋯⋯ 4

う
ウィルソンの彎曲 ⋯⋯⋯⋯⋯ 101

え
エナメル質 ⋯⋯⋯⋯⋯⋯⋯⋯ 20
エナメル真珠 ⋯⋯⋯⋯⋯⋯⋯ 67
エナメル滴 ⋯⋯⋯⋯⋯⋯⋯⋯ 67
永久歯 ⋯⋯⋯⋯⋯⋯⋯⋯⋯ 4, 28
永久歯の大きさ ⋯⋯⋯⋯⋯⋯ 83
縁 ⋯⋯⋯⋯⋯⋯⋯⋯⋯⋯⋯ 13
遠心 ⋯⋯⋯⋯⋯⋯⋯⋯⋯⋯ 10
遠心（隣接）面 ⋯⋯⋯⋯⋯⋯ 13
遠心頬側溝 ⋯⋯⋯⋯⋯⋯⋯⋯ 77
遠心頬側咬頭 ⋯⋯⋯⋯⋯ 62, 72
遠心頬側面溝 ⋯⋯⋯⋯⋯ 74, 77
遠心隅角 ⋯⋯⋯⋯⋯⋯⋯ 14, 42
遠心溝 ⋯⋯⋯⋯⋯⋯⋯⋯ 66, 76
遠心咬頭 ⋯⋯⋯⋯⋯⋯⋯⋯ 72
遠心舌側溝 ⋯⋯⋯⋯⋯⋯⋯ 66
遠心舌側咬頭 ⋯⋯⋯⋯⋯ 62, 72
遠心側 ⋯⋯⋯⋯⋯⋯⋯⋯⋯ 10
遠心トリゴニード隆線 ⋯⋯⋯ 95
遠心辺縁隆線 ⋯⋯⋯⋯⋯⋯ 30

お
オーバージェット ⋯⋯⋯ 104, 105
オーバーバイト ⋯⋯⋯⋯ 104, 105
オープンバイト ⋯⋯⋯⋯⋯ 106
横副溝 ⋯⋯⋯⋯⋯⋯⋯⋯⋯ 53
親知らず ⋯⋯⋯⋯⋯⋯⋯⋯ 82

か
カラベリー結節 ⋯⋯⋯ 64, 65, 111
窩 ⋯⋯⋯⋯⋯⋯⋯⋯⋯⋯⋯ 14
開咬 ⋯⋯⋯⋯⋯⋯⋯⋯⋯ 106
介在結節 ⋯⋯⋯⋯⋯⋯⋯ 53, 66
解剖学的咬合面 ⋯⋯⋯⋯⋯ 50

解剖歯冠 ⋯⋯⋯⋯⋯⋯⋯⋯ 12
解剖歯根 ⋯⋯⋯⋯⋯⋯⋯⋯ 12
下顎犬歯 ⋯⋯⋯⋯⋯⋯⋯⋯ 46
下顎三角 ⋯⋯⋯⋯⋯⋯⋯ 101
下顎側切歯 ⋯⋯⋯⋯⋯⋯⋯ 40
下顎第一小臼歯 ⋯⋯⋯⋯⋯ 55
下顎第一乳臼歯 ⋯⋯⋯⋯⋯ 93
下顎大臼歯 ⋯⋯⋯⋯⋯⋯⋯ 72
下顎第二小臼歯 ⋯⋯⋯⋯⋯ 59
下顎第二乳臼歯 ⋯⋯⋯⋯⋯ 96
下顎中切歯 ⋯⋯⋯⋯⋯⋯⋯ 38
下顎乳側切歯 ⋯⋯⋯⋯⋯⋯ 89
下顎乳中切歯 ⋯⋯⋯⋯⋯⋯ 88
過剰歯 ⋯⋯⋯⋯⋯⋯⋯⋯ 107
加生歯 ⋯⋯⋯⋯⋯⋯⋯⋯ 4, 61
鉗子状咬合 ⋯⋯⋯⋯⋯⋯ 104

き
偽歯 ⋯⋯⋯⋯⋯⋯⋯⋯⋯⋯⋯ 1
基底結節 ⋯⋯⋯⋯⋯⋯⋯⋯ 30
逆彎曲徴 ⋯⋯⋯⋯⋯⋯⋯ 29, 52
臼後結節 ⋯⋯⋯⋯⋯⋯⋯ 113
臼後歯 ⋯⋯⋯⋯⋯⋯⋯⋯ 107
臼歯 ⋯⋯⋯⋯⋯⋯⋯⋯⋯⋯ 6
臼歯結節 ⋯⋯⋯⋯⋯⋯ 85, 92
臼傍結節 ⋯⋯⋯⋯⋯⋯⋯ 112
臼傍歯 ⋯⋯⋯⋯⋯⋯⋯⋯ 107
頬（側）面 ⋯⋯⋯⋯⋯⋯⋯ 12
頬歯 ⋯⋯⋯⋯⋯⋯⋯⋯⋯⋯ 6
頬側 ⋯⋯⋯⋯⋯⋯⋯⋯⋯ 10
頬側溝 ⋯⋯⋯⋯⋯⋯⋯⋯ 66
頬側面溝 ⋯⋯⋯⋯⋯ 63, 66, 74, 77
棘突起 ⋯⋯⋯⋯⋯⋯⋯⋯⋯ 30
近心 ⋯⋯⋯⋯⋯⋯⋯⋯⋯ 10
近心（隣接）面 ⋯⋯⋯⋯⋯ 13
近心頬側咬頭 ⋯⋯⋯⋯⋯ 62, 72
近心隅角 ⋯⋯⋯⋯⋯⋯ 14, 42
近心溝 ⋯⋯⋯⋯⋯⋯⋯ 66, 76
近心舌側咬頭 ⋯⋯⋯⋯⋯ 62, 72
近心側 ⋯⋯⋯⋯⋯⋯⋯⋯ 10
近心辺縁隆線 ⋯⋯⋯⋯⋯⋯ 30

く
隅角 ⋯⋯⋯⋯⋯⋯⋯⋯⋯⋯ 13

隅角歯 …………………… 40
隅角徴 …………………… 20, 29
屈曲隆線 ………………… 76

け
形態の異常 ……………… 111
結節 ……………………… 14
犬歯 ……………………… 6, 40

こ
コーエンの歯面徴 ……… 20
溝 ………………………… 14
口蓋側 …………………… 10
口腔側 …………………… 10
咬合線彎曲 ……………… 100
咬合平面 ………………… 101
咬合面 …………………… 12
広髄歯 …………………… 87
硬組織 …………………… 1
後退咬合 ………………… 105
咬頭 ……………………… 14
咬頭側 …………………… 10
骨性結合 ………………… 21
固有咬合面 ……………… 50
根幹 ……………………… 16, 67
根管 ……………………… 16
根管口 …………………… 17
根尖 ……………………… 15
根尖孔 …………………… 15
根尖側 …………………… 10
根尖分岐 ………………… 18

さ
三角隆線 ……………… 50, 65, 76

し
シャーピー線維 ………… 21
シャベル型切歯 ………… 34, 35
シンギュラム ………… 14, 85, 86
歯冠 ……………………… 11
　――の形態 …………… 12
（歯）冠側 ……………… 10
歯頸 ……………………… 11

歯頸線 …………………… 11, 16
歯頸線彎曲 ……………… 16
歯頸側 …………………… 10
歯根 ……………………… 11
　――の形態 …………… 15
（歯）根側 ……………… 10
歯根徴 …………………… 20, 31
歯根膜 …………………… 20
歯式 ……………………… 8
歯周組織 ………………… 20
　――の組織構造 ……… 20
歯種の鑑別 ……………… 19
歯種の略名 ……………… 7
歯髄 ……………………… 20
歯髄腔 …………………… 16
歯数過剰 ………………… 107
歯数不足 ………………… 107
歯槽 ……………………… 20
歯槽弓 …………………… 101
歯槽骨 …………………… 20
歯帯 …………………… 14, 85, 86
歯肉 ……………………… 20
歯面徴 ………………… 20, 36, 37
斜切痕 …………………… 36, 37
斜走隆線 ………………… 65, 66
小窩 ……………………… 14
上顎犬歯 ………………… 45
上顎側切歯 ……………… 35
上顎第一小臼歯 ………… 51
上顎大臼歯 ……………… 61
上顎第二小臼歯 ………… 54
上顎第二乳臼歯 ………… 93
上顎中切歯 ……………… 32
上顎乳犬歯 ……………… 89
上顎乳側切歯 …………… 88
上顎乳中切歯 …………… 88
小臼歯 …………………… 6, 47
食性 ……………………… 2
食物の摂取 ……………… 2
歯列 ……………………… 99
歯列弓 …………………… 99
歯列弓指数 ……………… 99
唇（側）面 ……………… 12
真歯 ……………………… 1
唇側 ……………………… 10

唇側面溝 ………………… 29, 42
唇側面隆線 ……………… 29, 42
審美 ……………………… 22

す
スピーの彎曲 …………… 101
髄角 ……………………… 17
髄腔 ……………………… 16
髄室 ……………………… 16
髄室（天）蓋 …………… 16
髄室角 …………………… 17
髄室床 …………………… 17
髄室底 …………………… 17
垂直被蓋 ………………… 104
水平被蓋 ………………… 104

せ
セメント質 ……………… 20
生歯 ……………………… 4
舌（側）面 ……………… 12
切縁 ……………………… 28
切縁結節 ………………… 28
切縁側 …………………… 10
切歯 ……………………… 6, 28
接触点 …………………… 14
舌側 ……………………… 10
舌側溝 …………………… 77
舌側中間副結節 ………… 77
舌側面窩 ………………… 43
舌側面溝 ……………… 66, 75, 77
切端咬合 ………………… 104
線（稜）角 ……………… 13
線維性結合 ……………… 21
前後的咬合彎曲 ………… 100
前歯 ……………………… 6
前庭側 …………………… 10

そ
象牙質 …………………… 20
双生歯 …………………… 113
側枝 ……………………… 18
咀嚼器 …………………… 2
咀嚼機能 ………………… 22
咀嚼面 …………………… 12

た
- タウロドンティズム……………87
- 第6咬頭……………………76, 77
- 第7咬頭……………………77
- 第一生歯……………………61
- 対角隆線……………………65
- 大臼歯…………………6, 61
- 代生歯………………………4
- 多咬頭歯……………………61
- 多根歯………………………15
- 多生歯性……………………4
- 脱落歯………………………4
- 単純根管……………………17

ち
- 智歯…………………………82
- 中央結節……………………111
- 中心窩………………………66, 77
- 中心結節……………………111, 112
- 中心溝…………………50, 66, 76
- 中心咬合面隆線……………65, 76
- 蝶番性結合…………………21
- 重複側切歯…………………107

て
- 釘植…………………………21
- 点(尖)角……………………13

と
- ドリオピテクス型…………77
- トリゴニード切痕…………95
- 樋状根………………………81, 82
- 同形歯性……………………8, 11
- 闘争…………………………22

に
- 二生歯性……………………4
- 乳犬歯………………………89
- 乳歯…………………………4, 84
  - ――の大きさ……………97
  - ――の形態的特徴………84
- 乳切歯………………………88

は
- ハプロドント………………10
- 鋏状咬合……………………104
- 発育空隙……………………102
- 発音器官……………………22
- 歯の異常……………………107
- 歯の数………………………8
- 歯の完成時期………………3
- 歯の記号……………………6, 7
- 歯の形態……………………10
- 歯の交換……………………3
- 歯の硬度……………………2
- 歯の固定……………………21
- 歯の支持組織………………20
- 歯の種類……………………4
- 歯の植立……………………2
- 歯の生物学的特性…………2
- 歯の成分……………………1
- 歯の組織構造………………20
- 歯の定義……………………1
- 歯の働き……………………2
- 歯の発育……………………3
- 晩期残存……………………110

ひ
- ひだ歯………………………22

ふ
- プロトスタイリッド………111, 112
- 複根歯………………………15
- 複シャベル型切歯…………34, 35
- 分岐根管……………………18

へ
- 辺縁…………………………13
- 辺縁結節……………………53, 66
- 辺縁溝………………………53
- 辺縁隆線……………………43

ほ
- ボンウィル三角……………101
- 方向用語……………………9

捕食器……………………2
哺乳類の基本歯式………9

ま
- 末端退化……………………108

み
- ミュールライターの3表徴…19, 31

め
- 面……………………………12

も
- 盲孔…………………………35, 37
- 網状根管……………………19

や
- 屋(根)状咬合………………105

ゆ
- 融合歯………………………113

り
- 離開咬合……………………106
- 隆線…………………………14
- 臨床歯冠……………………11
- 臨床歯根……………………12
- 隣接面………………………12

る
- 類蒙古形質群………………35

れ
- 霊長空隙……………………102
- 裂溝…………………………14
- 裂肉歯………………………22

わ
- 彎曲徴………………………20, 29

【編者略歴】

前田　健康
1984 年　新潟大学歯学部卒業
1988 年　新潟大学大学院歯学研究科修了
1996 年　新潟大学歯学部教授
2001 年　新潟大学大学院医歯学総合研究科口腔解剖学分野教授
2015 年　新潟大学大学院医歯学総合研究科高度口腔機能教育研究センター教授

【著者略歴】

酒井　英一
1976 年　愛知学院大学歯学部卒業
1982 年　愛知学院大学大学院歯学研究科修了
1983 年　愛知学院大学歯学部講師
2000 年　愛知学院大学歯学部助教授
2006 年　愛知学院大学短期大学部歯科衛生学科教授
　　　　（～ 2016 年）

基礎から学ぶ歯の解剖　　　ISBN978-4-263-42199-4

2015 年 1 月 20 日　第 1 版第 1 刷発行
2022 年 12 月 20 日　第 1 版第 5 刷発行

編　者　前　田　健　康
著　者　酒　井　英　一
発行者　白　石　泰　夫

発行所　医歯薬出版株式会社

〒 113-8612　東京都文京区本駒込 1-7-10
TEL.（03）5395-7638（編集）・7630（販売）
FAX.（03）5395-7639（編集）・7633（販売）
https://www.ishiyaku.co.jp/
郵便振替番号　00190-5-13816

乱丁，落丁の際はお取り替えいたします　　印刷・あづま堂印刷／製本・榎本製本

© Ishiyaku Publishers, Inc., 2015. Printed in Japan

本書の複製権・翻訳権・翻案権・上映権・譲渡権・貸与権・公衆送信権（送信可能化権を含む）・口述権は，医歯薬出版（株）が保有します．
本書を無断で複製する行為（コピー，スキャン，デジタルデータ化など）は，「私的使用のための複製」などの著作権法上の限られた例外を除き禁じられています．また私的使用に該当する場合であっても，請負業者等の第三者に依頼し上記の行為を行うことは違法となります．

JCOPY ＜出版者著作権管理機構　委託出版物＞

本書をコピーやスキャン等により複製される場合は，そのつど事前に出版者著作権管理機構（電話 03-5244-5088，FAX 03-5244-5089，e-mail : info@jcopy.or.jp）の許諾を得てください．